Ein Kochtopf voll Genuss & Wohlbefinden

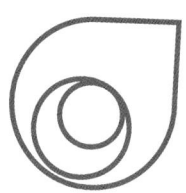

... weil Gesundheit das Wertvollste ist

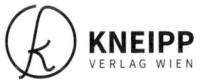

Hinweis

Bei den Zutatenmengen ist jeweils das Rohgewicht, also das Gewicht des Lebensmittels vor der Verarbeitung angegeben. Bei Stückangaben gehen wir, wenn nicht anders angegeben, von einer mittleren Größe aus, bei Eiern von Größe M. Wenn nicht anders erwähnt, verwenden wir dunklen Balsamicoessig, frisch gemahlenen Pfeffer, bei Milch und Joghurt 3,6 % F. i. Tr., und festkochende Erdäpfel.

Sofern nicht anders angegeben, wird das Backrohr auf Umluft vorgeheizt, es wird auf mittlerer Schiene gebacken. Beim Braten oder Kochen verwenden wir mittlere Temperatureinstellung, sofern nicht anders erwähnt. Jedes Gemüse und Obst wird vor der Zubereitung gründlich gewaschen und geputzt.

Abkürzungen

cm = Zentimeter
EL = Esslöffel
g = Gramm
kg = Kilogramm
l = Liter
ml = Milliliter
Msp. = Messerspitze
Pkg. = Packung/Päckchen
TL = Teelöffel

Dieses Buch kann die Ärztin oder den Arzt nicht ersetzen. Suchen Sie bei unklaren oder heftigen Beschwerden unbedingt eine Ärztin oder einen Arzt auf. Ebenso, wenn die Beschwerden über einen längeren Zeitraum anhalten. Dieses Buch ersetzt keine Ernährungsberatung einer Diätologin oder eines Diätologen.

Alle Inhalte und Hinweise in diesem Buch wurden von dem AutorInnen-Team nach bestem Wissen und mit größtmöglicher Sorgfalt erstellt und geprüft. Weder AutorInnen-Team noch Verlag bzw. seine Beauftragten können für eventuelle Schäden oder Nachteile, die aus den im Buch gegebenen Tipps resultieren, eine Haftung übernehmen.

© 2023 by Kneipp Verlag
In der Verlagsgruppe Styria GmbH Co KG
Wien – Graz
Alle Rechte vorbehalten
ISBN 978-3-7088-0825-3

Rezepte und Texte: Diätologinnen und Diätologen, ARGE Beste Gesundheit
Covergestaltung, Layout und Satz: Christa Marek
Fotos: Ela Rüther, außer auf den
Seiten 153–159 (ARGE Beste Gesundheit)
Projektleitung: Ilka Grunenberg
Druck und Bindung: DZS Grafik, d.o.o.
Printed in the EU
7 6 5 4 3 2 1

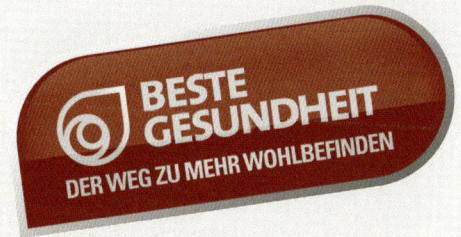

Ein Kochtopf voll Genuss & Wohlbefinden

... weil Gesundheit das Wertvollste ist

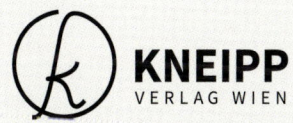

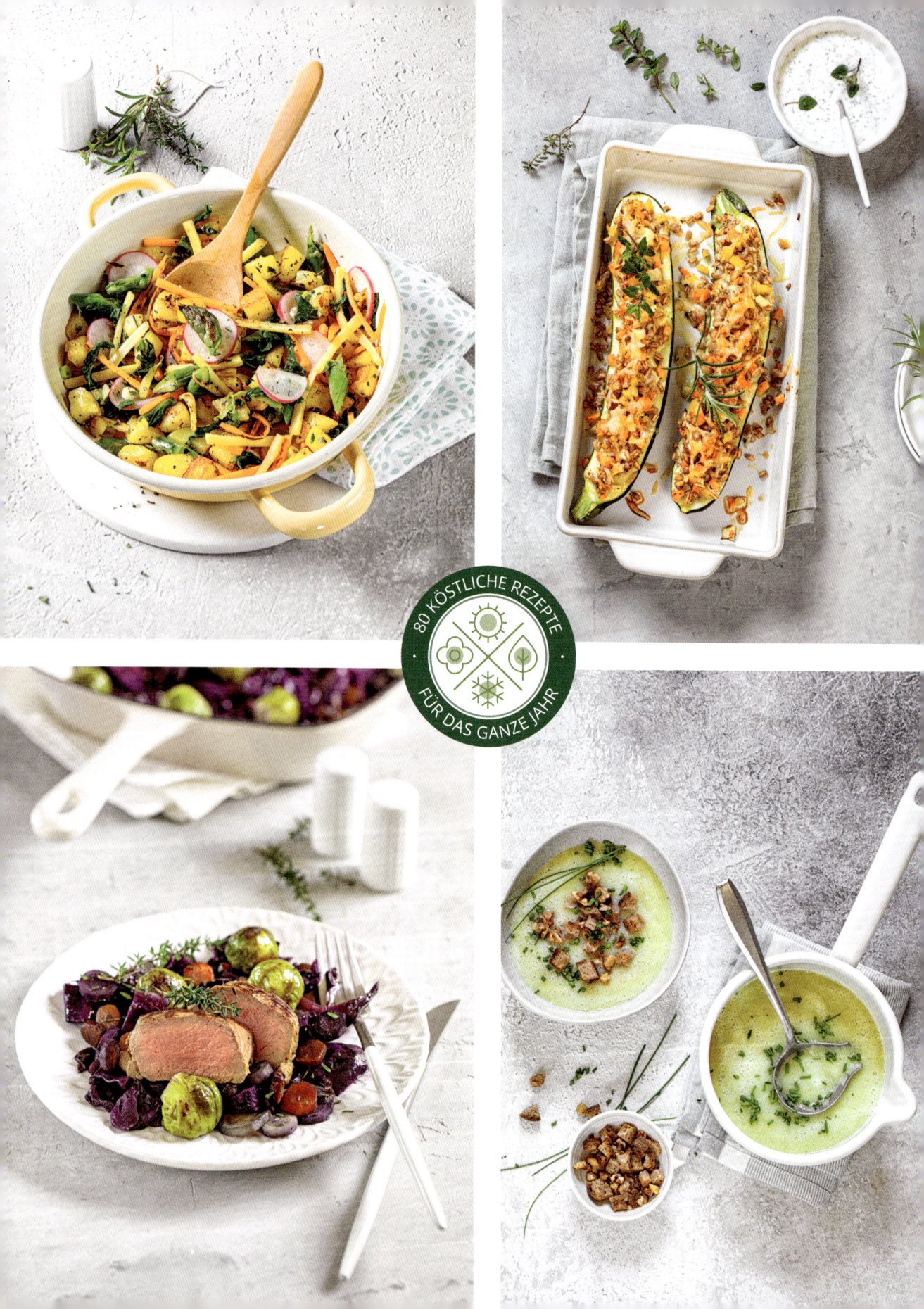

Gesunder Genuss für ein gesundes Leben

Im Einklang mit den Jahreszeiten — 8

Saisonale und regionale Ernährung bringt viele Vorteile — 9

Bewusst und achtsam genießen — 11

Ausgewogen ernähren — 12

Entzündungshemmende Ernährung bei rheumatischen Erkrankungen — 13

Herzgesund essen — 14

Krebs und Ernährung — 15

Nahrung für starke Nerven — 16

Gut für die Knochen — 17

Diabetes mellitus und eine blutzuckergerechte Ernährung — 18

Ernährung bei Adipositas — 19

Die Beste Gesundheit-Betriebe stellen sich vor

Moorheilbad Harbach — 153

Herz-Kreislauf-Zentrum Groß Gerungs — 154

Gesundheitsresort Königsberg Bad Schönau — 155

Gesundheits- und Kurhotel Badener Hof — 156

Lebens.Resort Ottenschlag — 157

Lebens.Med Zentrum Bad Erlach — 158

Lebens.Med Zentrum St. Pölten — 159

Gesunde Rezepte für den ...

Frühling — 20

Sommer — 50

Herbst — 82

Winter — 114

Inhaltsverzeichnis

Gesunder Genuss für ein gesundes Leben

Mit saisonalen und regionalen Lebensmitteln und einem abwechslungsreichen Speiseplan legen wir den Grundstein für eine ausgewogene Ernährung und gesunden Genuss. Spezielle Erkrankungen oder Bedürfnisse wie Rheuma, Osteoporose, Stress und auch Übergewicht brauchen darüber hinaus eine besondere Lebensmittelauswahl. Wie es mit Freude gelingen kann, die eigene Ernährung genussvoll und gesund zu gestalten zeigen die Beste Gesundheit-Betriebe.

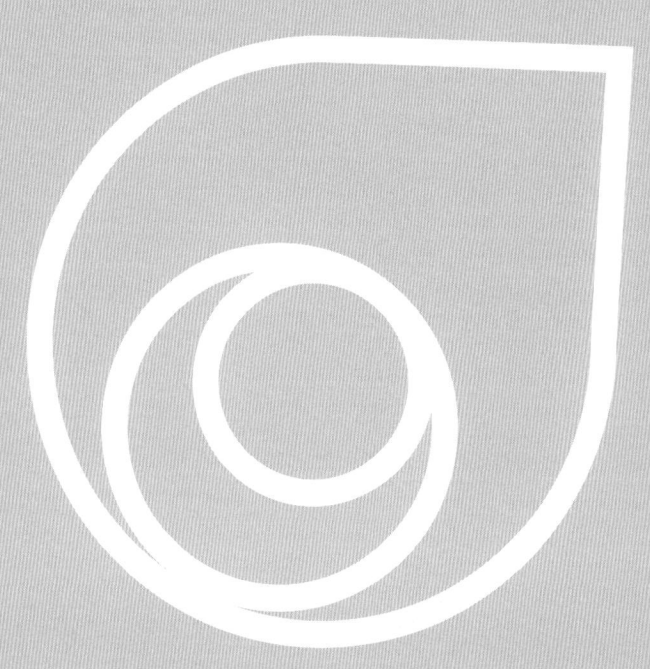

Im Einklang mit den Jahreszeiten

Essen und Trinken sind untrennbar mit unserem Wohlergehen verbunden. Dass sich ausgewogene Ernährung und Genuss keinesfalls ausschließen, beweisen die Diätologinnen und Diätologen der Beste Gesundheit-Betriebe hier mit 80 köstlichen, saisonalen Rezepten. Warum saisonal? Weil Kochen mit Zutaten, die den Jahreszeiten entsprechen und regional erhältlich sind, wesentliche Vorteile für unser Wohlergehen, unsere Umwelt und unsere Region bietet.

In den Beste Gesundheit-Betrieben wird auf die Vermittlung einer bewussten Ernährungsweise großer Wert gelegt. Dies möchten wir Ihnen auch mithilfe dieses Kochbuchs näherbringen. Informieren Sie sich darüber, warum wir uns saisonal und regional ernähren sollten, weshalb bewusstes und achtsames Essen wichtig ist und welchen Einfluss unsere Ernährungsweise auf bestimmte Krankheiten hat.

Viel Vergnügen beim Nachkochen unserer saisonalen Köstlichkeiten!

Die Beste Gesundheit-Betriebe:

Moorheilbad Harbach
Herz-Kreislauf-Zentrum Groß Gerungs
Gesundheitsresort Königsberg Bad Schönau
Gesundheits- und Kurhotel Badener Hof
Lebens.Resort Ottenschlag
Lebens.Med Zentrum Bad Erlach
Lebens.Med Zentrum St. Pölten

www.beste-gesundheit.at

Tipp

Oft ist es gar nicht einfach zu wissen, welches Obst und Gemüse gerade Saison hat. Hier liefert Ihnen unser Saisonkalender eine gute Übersicht. Sie finden ihn in den Klappen des Buches – so haben Sie ihn gleich zur Hand.

Saisonale und regionale Ernährung bringt viele Vorteile

Die Begriffe „regional", „Region", „Regionalität" sind hierzulande weder geschützt noch unterliegen sie rechtlich einer Definition. In der Regel sind damit Lebensmittel gemeint, die in der Umgebung produziert, verarbeitet und verkauft werden. Lebensmittel aus der Region werden zu ihrer jeweiligen Saison angeboten. Wer bevorzugt zu regionalen Lebensmitteln greift, kauft also automatisch auch saisonal ein. Eine saisonale und regionale Ernährung trägt sowohl wesentlich zum eigenen Wohlergehen als auch zu einem nachhaltigen Lebensmittelkonsum bei.

Geschmack und Haltbarkeit

Intensiverer Geschmack und mehr Aroma sind weitere Vorteile, die saisonale und regionale Nahrungsmittel gegenüber der Importware haben. Zudem profitieren sie auch von einer längeren Haltbarkeit, da sie zur richtigen Zeit geerntet werden und von langen Transportwegen verschont bleiben.

Gesunder Genuss

Saisonale Lebensmittel enthalten die meisten Nährstoffe. Gemüse und Obst der Saison werden reif geerntet. Nur in ausgereiften Pflanzen können sich die wertvollen sekundären Pflanzenstoffe zur Gänze bilden. Ihnen wird eine Reihe von gesundheitsfördernden Wirkungen zugeschrieben, wie ein positiver Effekt auf die Blutgefäße, den Blutdruck und das Immunsystem sowie eine entzündungshemmende, cholesterin- und blutzuckersenkende Wirkung.

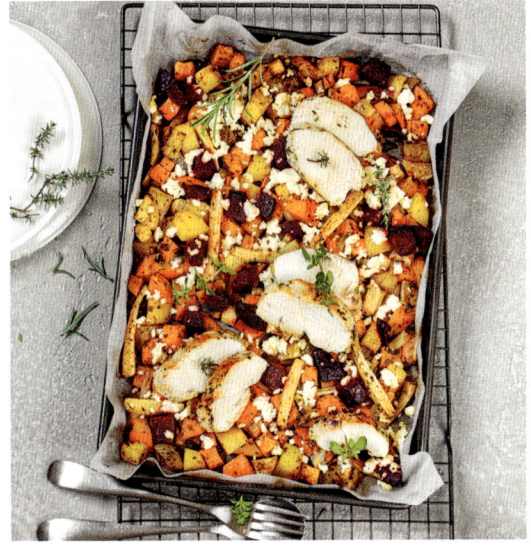

Abwechslungsreicher Speiseplan

Sich regional und saisonal zu ernähren, bringt Vielfalt auf den Teller. Probieren Sie „alte" Gemüse- und Obstsorten und verschiedene Zubereitungsmethoden wie Dämpfen, Dünsten, Grillen oder Backen und sorgen Sie somit für noch mehr Abwechslung!

Finanzieller Aspekt

Produkte zu kaufen, die gerade Saison haben, schont das Haushaltsbudget. Einerseits sind Verpackungs-, Transport- und Energiekosten, die sich ansonsten auf den Verkaufspreis auswirken, geringer oder fallen möglicherweise komplett weg. Andererseits regelt das Angebot die Nachfrage. Wird Obst und Gemüse in der Erntezeit gekauft, ist es im Überfluss vorhanden und somit günstiger.

Klima- und Umweltschutz

Heutzutage sind in größeren Supermärkten fast alle gängigen Obst- und Gemüsesorten das ganze Jahr über erhältlich. Dies ist jedoch problematisch für die Umwelt und das Klima, denn nicht saisonale Ware wird meist von weit her importiert.

Saisonaler und regionaler Konsum bedeutet, klimafreundlicher zu kaufen. Unnötige Transportwege, Verpackungsmaterial sowie energieintensiver Gewächshausanbau inklusive hohem Wasserverbrauch und Kühlung durch lange Lagerung werden vermieden. Dadurch wird jede Menge CO_2 eingespart.

Wertschöpfung bleibt vor Ort

Mit dem Kauf von regionalen Nahrungsmitteln bleibt die Wertschöpfung in der Nähe. Die heimische Landwirtschaft und die lokale Wirtschaft profitieren davon, da Arbeitsplätze erhalten bleiben und neue geschaffen werden.

Ist Vorfreude nicht bekanntlich die schönste Freude?

Nicht zuletzt steigen die Begeisterung und Vorfreude auf Gerichte mit heimischen Zutaten, da saisonales Obst und Gemüse nicht permanent verfügbar sind.

Bewusst und achtsam genießen

Lebensmittel bewusst zu genießen und wertzuschätzen, haben viele Menschen nicht mehr gelernt oder wieder verlernt. Das tägliche Essen ist oft einseitig und von Hektik begleitet. Zeitmangel im beruflichen und/oder im familiären Alltag ist oftmals eine Hürde, sodass der Konsum von Fertigprodukten boomt. Für den bewussten Verzehr von Mahlzeiten wird häufig zu wenig Zeit aufgewendet. Jedoch ist bewusstes und achtsames Genießen unweigerlich mit unserem Wohlbefinden verbunden und der Gesundheit förderlich.

Langsam zu essen schont unseren Magen und die Verdauung, da durch das gründliche Kauen die Nahrung bereits zerkleinert und der Magen-Darm-Trakt nicht übermäßig belastet wird. Hastiges Essen fördert das Risiko für Übergewicht sowie Nährstoff- und Vitaminmangel, da meist nicht das Gesündeste gegessen wird und davon noch zu viel.

Es ist wichtig zu lernen, auf seine Körpersignale zu achten. Hat unser Körper tatsächlich Hunger oder essen wir aus einer Emotion heraus, zum Beispiel aus Langeweile, Frust oder Stress? Beenden wir eine Mahlzeit mit einem angenehmen Sättigungsgefühl, leicht gesättigt oder mit einem Völlegefühl?

Schenken Sie Ihrer Mahlzeit die ungeteilte Aufmerksamkeit! Gleichzeitig am Smartphone zu lesen und zu essen, schmälert den Genuss. Schaffen Sie während des Essens eine angenehme Atmosphäre und genießen Sie mit allen Sinnen – nehmen Sie wahr, wie die Mahlzeit aussieht, wie sie riecht und schmeckt.

Bewusstes Essen hat auch Auswirkungen auf unser Handeln in Bezug auf die Essensplanung und die Auswahl der Lebensmittel. Und Studien zeigen, dass die meisten Menschen, die achtsam essen, auch vermehrt zu gesunden Lebensmitteln greifen

Ausgewogen ernähren

Die Tatsache ist unbestritten: Eine ausgewogene Ernährung ist gut für unser Wohlbefinden. Mit der gezielten Zufuhr von bestimmten Nährstoffen lässt sich sogar auf einzelne Beschwerden eingehen. Das Risiko für Diabetes, Übergewicht, chronische Entzündungen sowie Herz-Kreislauf-Erkrankungen kann mit einer richtigen Ernährungsweise reduziert werden. Hier gilt es das richtige Maß zu finden, abgestimmt auf unser Alter, unseren Gesundheitszustand und den Energiebedarf.

10 einfache Tipps

Bevor wir Ihnen Beispiele nennen, die den Einfluss von Nahrung auf gesundheitliche Beschwerden zeigen, hier einige allgemeine Empfehlungen für einen gesunden und ausgewogenen Ernährungsstil:

1 Trinken Sie mindestens 1,5 Liter pro Tag alkoholfreie, energiearme Getränke – bevorzugt Wasser, Mineralwasser und ungezuckerte Tees.

2 Essen Sie abwechslungsreich und überwiegend pflanzliche Lebensmittel – optimalerweise in rohem und gekochtem Zustand. Genießen Sie täglich mindestens drei Portionen Gemüse und maximal zwei Portionen Obst – bevorzugt saisonales und regionales! Tiefgekühltes Gemüse kann eine gute Ergänzung zu frischem darstellen, sollte die Zeit knapp sein. Eine Portion entspricht einer Faust.

3 Bevorzugen Sie frische Kräuter statt Salz!

4 Auch Hülsenfrüchte, Nüsse und Samen sollten regelmäßig auf dem Speiseplan stehen.

5 Essen Sie ausreichend Getreide oder Getreideprodukte (mindestens drei Portionen pro Tag), am besten in Vollkornqualität!

6 Verwenden Sie hochwertige pflanzliche Öle wie zum Beispiel Raps-, Oliven-, Hanf-, Lein- und Walnussöl (1–2 Esslöffel täglich)!

7 Milchprodukte wie Joghurt, Topfen oder Käse sollten täglich auf dem Speiseplan stehen.

8 Von magerem Fleisch, Fisch und Eiern können Sie abwechselnd eine Portion pro Tag essen.

9 Süßigkeiten, Salziges und Fettes sollte nur gelegentlich auf dem Speiseplan stehen. Der Genuss sollte hierbei im Vordergrund stehen.

10 Achten Sie auf eine schonende Zubereitung und bewusstes Essen! Planen Sie Ihre Speisenfolge für den kommenden Tag, um nicht aus Zeitmangel auf ungünstige Fertigprodukte oder Fast Food zurückzugreifen!

Entzündungshemmende Ernährung bei rheumatischen Erkrankungen

Die Gruppe der rheumatischen Erkrankungen umfasst insgesamt ca. 400 verschiedene Krankheitsbilder. Die Ursachen sind bis heute nicht genau erforscht und vielfältig. Es steht jedoch fest, dass durch eine Überreaktion des Immunsystems Entzündungen im Körper, vor allem in den Gelenken, entstehen.

Bei der Auswahl der Lebensmittel sollten jene bevorzugt werden, die Entzündungsreaktionen nicht begünstigen und auch solche, die entzündungshemmend wirken. Zu Letzteren zählen alle Lebensmittel, die reich an Omega-3-Fettsäuren, z. B. der Eicosapentaensäure, sind. Diese finden sich speziell in fetten Seefischen, aber auch in Rapsöl, Leinöl, Leindotteröl, Hanföl, Walnussöl, Walnüssen und geschrotetem Leinsamen.

Entzündungsfördernde Lebensmittel, die reich an Omega-6-Fettsäuren – im Speziellen der Arachidonsäure – sind, sollten reduziert werden. Die Arachidonsäure kommt vor allem in tierischen Lebensmitteln wie Fleisch und Wurst vor. Besonders tierische Lebensmittel mit einem hohen Fettgehalt weisen beachtliche Mengen dieser Fettsäure auf. Omega-6-Fettsäuren sind in besonders großen Mengen in Sonnenblumenöl, Maiskeimöl und Sojaöl enthalten. Durch eine typische österreichische Kost mit hohem Fleisch- und Wurstkonsum wird eine hohe Menge an entzündungsfördernden Fettsäuren zugeführt.

Grundlage der Ernährung bei rheumatischen Erkrankungen soll eine vegetarische Kost mit einer vorwiegend pflanzlichen Lebensmittelauswahl sein, um die Zufuhr der entzündungsfördernden Fettsäuren zu senken.

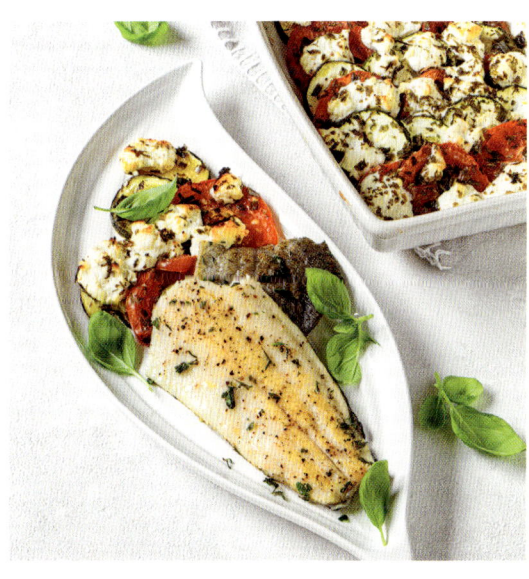

Herzgesund essen

Heutzutage ist klar erwiesen, dass die Ernährungsweise sowohl bei der Entstehung als auch bei der Behandlung von Herz- und Gefäßerkrankungen eine bedeutende Rolle einnimmt.

Eine ballaststoffreiche und pflanzenbasierte Ernährungsweise unterstützt die Herzgesundheit. Besonders Vollkornprodukte und Hülsenfrüchte sollten vermehrt Platz im Speiseangebot finden. Sie liefern wichtige Ballaststoffe, die den Blutzucker- und Fettstoffwechsel positiv beeinflussen können.

es ein wenig Zeit, um sich an geringere Salzmengen zu gewöhnen.

Zu einer herzfreundlichen Ernährung gehören auch Omega-3-Fettsäuren. Diese Fettsäuren wirken sich positiv auf Entzündungsprozesse und auf das Gefäßsystem aus. Daher dürfen im Speisenangebot Fisch, Nüsse, hochwertige Öle wie Leinöl- und Rapsöl, Hanfsamen und Leinsamen als wertvolle Quellen für Omega-3-Fettsäuren nicht fehlen.

Tipp

Aufgrund des hohen Salzgehaltes sollte vor allem auf Fertigprodukte verzichtet werden!

Auch eine salzreduzierte Ernährung kann Herz-Kreislauf-Erkrankungen und deren Begleiterscheinungen positiv beeinflussen. Bei der Speisenzubereitung können stattdessen reichlich Kräuter und Gewürze verwendet werden. Der Salzgeschmack ist von Gewohnheit geprägt und dadurch braucht

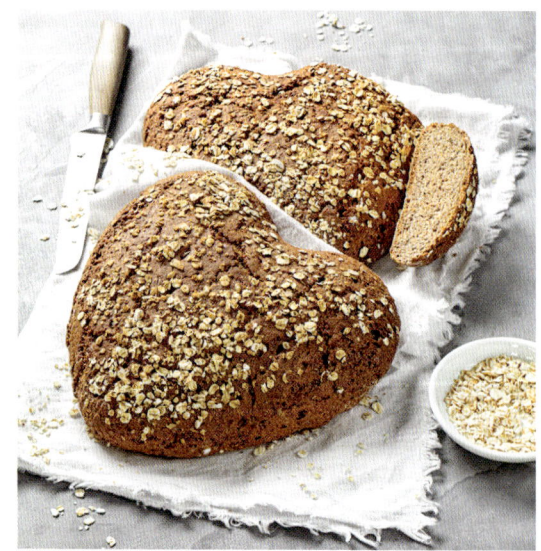

Krebs und Ernährung

Das Hauptziel von Ernährung bei Krebs ist, den Körper mit ausreichend Energie und Nährstoffen zu versorgen, Mangelernährung und Gewichtsverlust vorzubeugen, Beschwerden zu lindern und die Lebensqualität zu verbessern.

Betroffenen stehen in Österreich viele Expertinnen und Experten und sehr gute Therapien zur Erstversorgung zur Verfügung. Durch moderne Behandlungskonzepte und Medikamente konnte in den letzten Jahren die Überlebensrate bei vielen Krebsarten deutlich verbessert werden. Dennoch sind die Therapien bei Krebs für die Betroffenen oft körperlich und psychisch sehr anstrengend. Körperliche Fitness, mentale Gesundheit und gesunde Ernährung sollten gefördert und unterstützt werden, denn diese Faktoren tragen dazu bei, die Nebenwirkungen einer Krebstherapie zu verringern und die Lebensqualität zu erhöhen.

Eine ausgewogene Ernährung ist in jeder Phase der Erkrankung sinnvoll, denn ein guter Ernährungszustand kann die Wirkung einer medizinischen Therapie verbessern bzw. positiv beeinflussen. Dafür ist eine optimale Versorgung mit Energie (Eiweiß, Kohlenhydraten, Fett), Vitaminen, Mineralstoffen und Spurenelementen notwendig.

Wichtig: Ein bestehender Tumor kann durch Ernährung nicht direkt beeinflusst oder geheilt werden. Zudem kursieren zahlreiche Mythen und Unwahrheiten zu diesem Thema, von denen man sich nicht verunsichern lassen sollte. Eine zu starke Einschränkung kann die Beschwerden verstärken und das Risiko einer Mangelernährung steigern. Ernährung soll keinesfalls ein weiterer Stressfaktor sein.

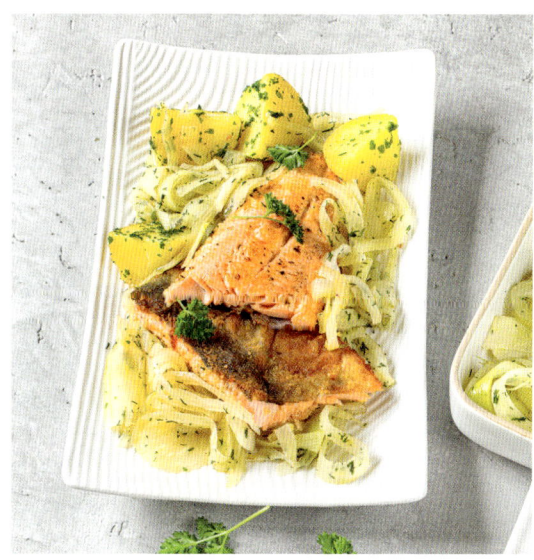

Nahrung für starke Nerven

Hohe Leistungsanforderungen im Job, familiäre Verpflichtungen und eine ständige Erreichbarkeit stellen unsere Nerven täglich auf eine harte Probe. Um auch in der heutigen, schnelllebigen Zeit die Ruhe zu bewahren, benötigen wir starke Nerven. Mikronährstoffe wie Vitamine, Mineralstoffe und Spurenelemente bilden dazu die Grundlage der „Nervennahrung".

Insbesondere die B-Vitamine sind wahre Kraftpakete für unser Gehirn und Nervensystem. Sie machen uns fitter und leistungsstärker, unterstützen die normale psychische Funktion und helfen, die Zellen vor oxidativem Stress zu schützen. Ein Vertreter der B-Vitamine ist das Vitamin B12, welches wesentlich am Aufbau der Myelinscheide (= des Schutzmantels der Nervenzellen) beteiligt ist. Gute Vitamin-B12-Quellen in unserer Nahrung sind Fleisch, Fisch, Eier und Milchprodukte. Personen, die aus gesundheitlichen und/oder ethischen Gründen auf tierische Lebensmittel verzichten, sollten ihren Vitamin-B12-Spiegel regelmäßig kontrollieren lassen. Mit einer abwechslungsreichen Ernährung lässt sich eine bedarfsdeckende Versorgung durch B-Vitamine auch ohne Nahrungsergänzungsmittel sicherstellen.

Auch ein geregeltes Frühstück, Mittag- und Abendessen gibt unserem Körper eine Struktur vor, an der er sich orientieren und wieder zu Kräften kommen kann. Ein geschmackvoll gedeckter Tisch und ein Beisammensein in netter Gesellschaft helfen, nach einem stressigen Tag zu entspannen und Kraft für den kommenden Tag zu tanken.

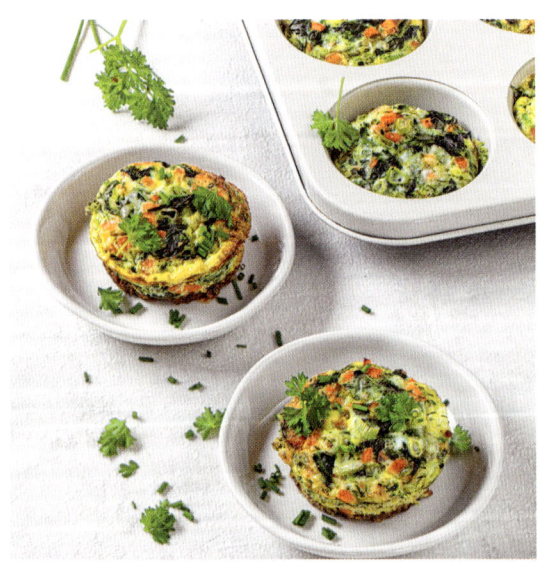

Gut für die Knochen

Unsere Knochen befinden sich ständig im Umbau. Bis ungefähr zum 35. Lebensjahr wird normalerweise mehr Knochenmasse auf- als abgebaut. Danach überwiegt allmählich der Knochenabbau und beschleunigt sich mit zunehmendem Alter.

Viele Menschen über 50 leiden zudem an Osteoporose, auch Knochenschwund genannt, einer krankhaften Verminderung der Knochensubstanz. Die Knochen werden schwach und brüchig. Um dieser Erkrankung vorzubeugen, beziehungsweise das Fortschreiten zu verlangsamen, ist eine knochenfreundliche Ernährung empfehlenswert.

Tipp

Kalzium, das am Abend aufgenommen wird, wird besonders gut in den Knochen eingelagert.

Kalzium, die wichtigste Bausubstanz für den Knochen, hat nachweislich einen positiven Effekt auf die Knochenstruktur und -festigkeit. Im Erwachsenenalter sollten täglich mindestens 1.000 mg Kalzium durch die Nahrung aufgenommen werden, am besten regelmäßig über den Tag verteilt, da der Darm zu viel auf einmal nicht vollständig aufnehmen kann. In Milch- und Milchprodukten, grünen Gemüsesorten, Beerenobst, Nüssen und Samen sowie Mineralwässern (Kalziumgehalt über 150 mg pro Liter, Natriumgehalt unter 50 mg) ist besonders viel Kalzium enthalten.

Tipp

Vitamin-D-Spiegel regelmäßig von der Ärztin oder dem Arzt kontrollieren lassen.

Für eine optimale Aufnahme des Kalziums im Körper ist Vitamin D wichtig. Dieses wird durch Sonneneinwirkung vom Körper selbst produziert. Aber auch fettreicher Fisch, Eigelb und Pilze sind wichtige Vitamin-D-Lieferanten. Für unsere Knochengesundheit ist auch Eiweiß von Bedeutung. Eiweißreiche Lebensmittel sind Milch- und Milchprodukte sowie Hülsenfrüchte, Fleisch, Fisch und Eier.

Diabetes mellitus und eine blutzuckergerechte Ernährung

Diabetes mellitus (Zuckerkrankheit) ist eine der häufigsten Stoffwechselerkrankungen in Österreich. Ein gesunder Lebensstil mit ausgewogenen Mahlzeiten und ausreichend Bewegung wird als Therapieoption noch vor Medikamenten und Insulin empfohlen.

Die wichtigsten Bestandteile der diabetesgerechten Ernährung sind:

- biologisch hochwertiges Eiweiß
- ballaststoffreiche Kohlenhydrate
- gesunde Fette
- ausreichend zuckerfreie Flüssigkeit

Biologisch hochwertiges Eiweiß zeichnet sich dadurch aus, dass es der Körper ohne aufwendige Umbauprozesse weiterverwenden kann. Diese Proteine finden sich in Hülsenfrüchten, Nüssen, Samen, Kernen, Milchprodukten, Vollkornprodukten sowie Eiern, Fisch und Fleisch.

Ballaststoffe sind in Vollkorngetreideprodukten, Hülsenfrüchten, Gemüse, Nüssen, Samen und Kernen enthalten. Besonders beim Verzehr von Brot und Gebäck sollte auf Vollkornprodukte oder Eiweißbrote zurückgegriffen werden.

Gesunde Fette, wie sie in pflanzlichen Ölen (Raps-, Lein-, Nuss-, Mohnöl usw.), Nüssen, Kernen und Samen zu finden sind, sollten täglich auf dem Speiseplan stehen.

Optimale Durstlöscher sind Wasser, Mineralwasser sowie ungesüßte Kräuter- und Früchtetees.

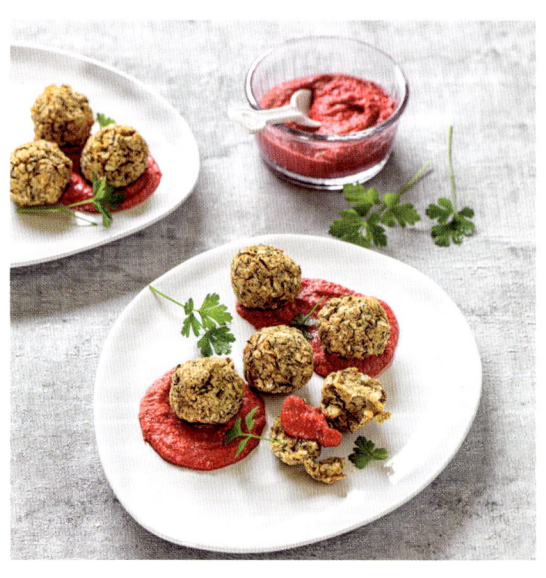

Ernährung bei Adipositas

Adipositas ist eine Stoffwechselerkrankung, die durch einen erhöhten Körperfettanteil gekennzeichnet ist. Ernährungstechnisch liegt der Grund für diese Stoffwechselerkrankung mit starkem Übergewicht meist in der Energiezufuhr, vor allem durch Fett, Zucker und insgesamt kalorienreicher Ernährung, die den Energieverbrauch dauerhaft übersteigt. Adipositas ist mit einem erhöhten Risiko für zahlreiche Folgeerkrankungen verbunden. Dazu zählen Diabetes mellitus Typ 2 und Fettstoffwechselstörungen, Bluthochdruck, Herz-Kreislauf-Krankheiten und vieles mehr.

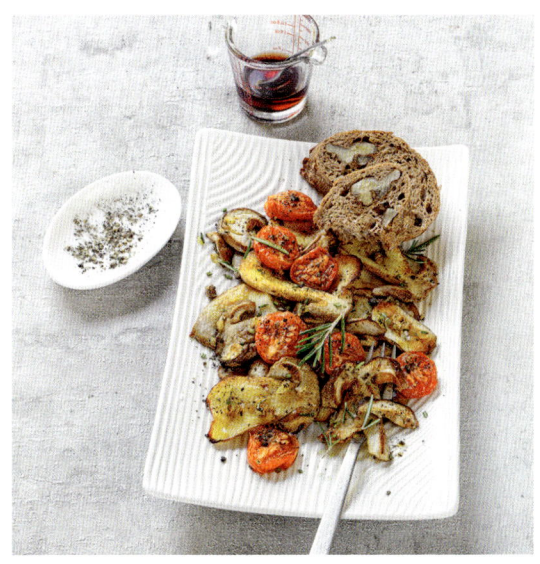

Neben ausreichender Bewegung ist die Grundlage für die Ernährungstherapie eine ausgewogene Ernährungsweise. Vor allem fettreiche Gerichte, Alkohol und Zucker sollten vermieden werden. Gemüse, Hülsenfrüchte und Vollkornprodukte bilden die Basis für eine vollwertige Ernährung. Die darin enthaltenen Ballaststoffe sind unverdauliche Nahrungsbestandteile, die gut satt machen und die Darmtätigkeit anregen.

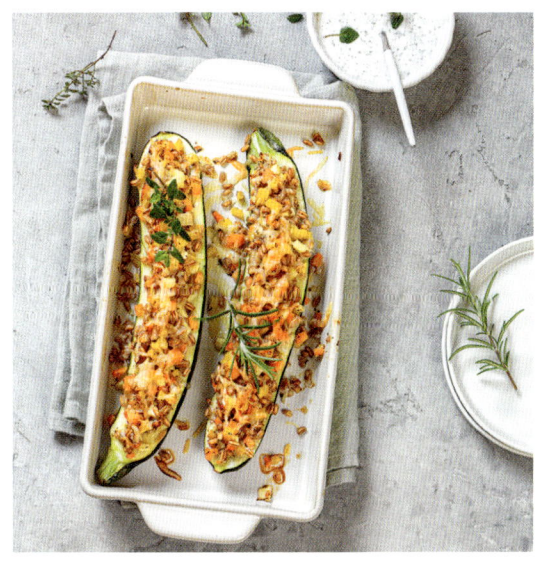

Gesunde Rezepte für den Frühling

Knackige Karotten und Radieschen, frische Frühlingszwiebeln und zarter Bärlauch, die ersten Erdbeeren und schmackhafter Rhabarber – im Frühling genießen wir die bunten Lebensmittel, die endlich wieder frisch geerntet auf den Teller kommen.

Pikante Eiermuffins auf Pumpernickel

ZUTATEN
für 4 Portionen
(2 Muffins pro Person)

1 Karotte
3 Frühlingszwiebeln
100 g frischer Spinat
1 TL Rapsöl
4 Scheiben Pumpernickel
60 g Gouda
6 Eier
20 ml Mineralwasser
   (prickelnd)
3 EL gehackte frische Kräuter
   nach Wunsch (z. B. glatte
   oder krause Petersilie,
   Schnittlauch, Majoran)
Salz
Pfeffer

AUSSERDEM:
Schnittlauchröllchen
   zum Bestreuen

Die Karotte schälen und in kleine Würfel schneiden, die Frühlingszwiebeln in feine Röllchen schneiden. Spinat waschen und putzen, trocken schleudern oder tupfen und klein hacken.

Das Öl in einer Pfanne erhitzen und die Karotte darin bissfest braten. In eine Schüssel umfüllen und mit dem Spinat und den Frühlingszwiebelröllchen mischen. Das Backrohr auf 180 °C vorheizen.

Pumpernickel mithilfe eines Glases in der Größe der Muffinböden zu 8 Talern ausstechen und in die Mulden einer Muffinform setzen.

Den Gouda reiben. Eier mit Mineralwasser verquirlen und mit Kräutern, Salz und Pfeffer würzen. Beides zum Gemüse geben und alles vermengen. Die Ei-Gemüse-Mischung auf die Pumpernickel-Kreise gießen.

Die pikanten Muffins 10–15 Minuten im Backrohr bei 180 °C backen und zum Servieren mit Schnittlauchröllchen bestreuen.

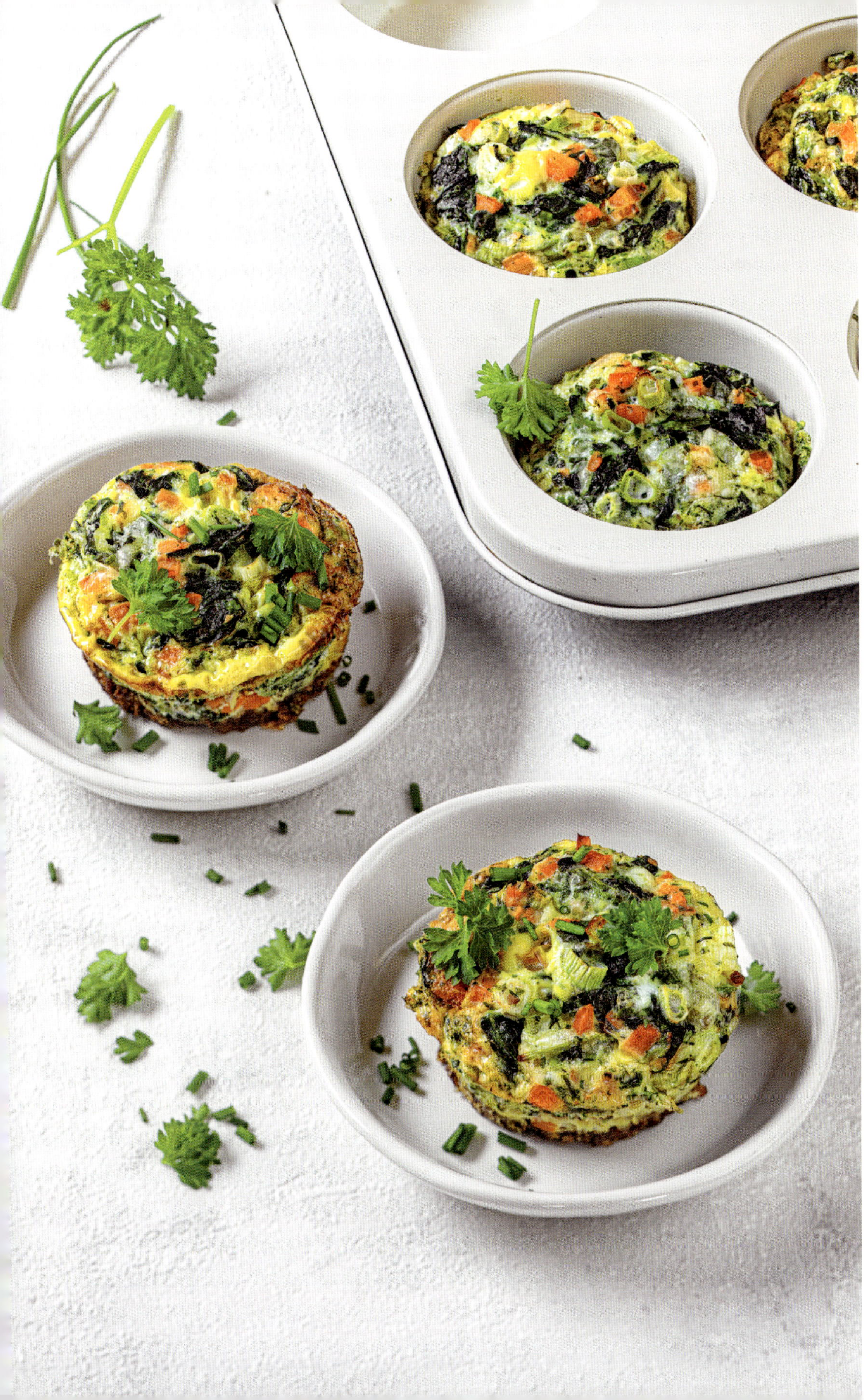

Frühling | Sommer | Herbst | Winter

23

Warmer Haferporridge

ZUTATEN
für 1 Portion

50 g Haferflocken (kleinblättrig)
250 ml Milch
1 TL Honig

AUSSERDEM:
geschmacksgebende Zutaten nach Wahl (z. B. Beeren, klein geschnittene Obststücke oder grob gehackte Nüsse)

Die Haferflocken mit der Milch in einen Topf geben und unter Rühren aufkochen. Etwa 5 Minuten köcheln lassen, bis die Mischung andickt, dabei weiter umrühren.

Den Brei mit Honig abschmecken und mit weiteren geschmacksgebenden Zutaten nach Wahl verfeinern. In eine Müslischale füllen, etwas abkühlen lassen und noch warm genießen.

Tipp Variieren Sie Ihr Frühstück auch mit Gewürzen wie z. B. Zimt oder Kurkuma. Auch Kakaopulver, Kerne und Samen, z. B. Leinsamen, schmecken im Porridge und sorgen für Abwechslung.

Knäckebrot mit Frühlingsaufstrich

ZUTATEN
für 4 Portionen

FÜR DAS KNÄCKEBROT (ca. 1 Backblech):
60 g Weizenvollkornmehl
60 g Haferflocken (kleinblättrig)
100 g gemischte Samen und Kerne (z. B. Leinsamen, Sonnenblumenkerne, Sesamsaat)
1 TL Salz
1 EL Rapsöl
200 ml Wasser

FÜR DEN FRÜHLINGS- AUFSTRICH:
3 Radieschen
½ Salatgurke
1 Frühlingszwiebel
300 g körniger Frischkäse
100 g Naturjoghurt
ca. 5 EL gehackte frische Kräuter nach Wunsch (z. B. glatte oder krause Petersilie, Schnittlauch, Minze oder Kresse)
½ Zitrone (Saft)
Salz
Pfeffer

Für das Knäckebrot alle Zutaten in einer großen Schüssel mit einem Löffel gut miteinander verrühren und anschließend abgedeckt für ca. 1 Stunde bei Raumtemperatur quellen lassen.

Das Backrohr auf 170 °C vorheizen. Die Masse auf ein mit Backpapier belegtes Backblech dünn aufstreichen und auf der untersten Schiene für 20 Minuten backen. Dann in Stücke schneiden und weitere 20–30 Minuten backen, bis die Masse trocken und knusprig ist.

Für den Frühlingsaufstrich Radieschen und Salatgurke in kleine Würfel schneiden. Die Frühlingszwiebel in Ringe schneiden. Den körnigen Frischkäse mit dem Naturjoghurt verrühren und das vorbereitete Gemüse und die Kräuter unterrühren. Mit Zitronensaft, Salz und Pfeffer abschmecken. Das Knäckebrot zusammen mit dem Frühlingsaufstrich genießen.

 Tipp In Streifen geschnittene zarte, junge Bärlauchblätter schmecken ebenfalls gut im Aufstrich und sorgen für ein besonders würziges Aroma.

Buttermilch-Vollkorn-Pancakes mit Erdbeer-Rhabarber-Ragout

ZUTATEN
für 4 Portionen
(8 Pancakes)

FÜR DAS RAGOUT:
200 g Rhabarber
200 g Erdbeeren
etwas Wasser
1–2 TL Feinkristallzucker
   (nur bei Bedarf)

FÜR DIE PANCAKES:
90 g Weizenmehl (Type W480)
85 g Weizenvollkornmehl
1 gehäufter TL Backpulver
330 ml Buttermilch
1 Prise Salz
1 großes oder 2 kleine Eier

AUSSERDEM:
etwas Rapsöl zum Backen

Für das Ragout den Rhabarber und die Erdbeeren waschen und putzen. Den Rhabarber in ca. 1 cm große Stücke schneiden und die Erdbeeren vierteln.

Den Rhabarber in einen Topf geben und so viel Wasser hinzugießen, bis der Boden gerade bedeckt ist. Aufkochen und 5–7 Minuten garen.

Sobald die Rhabarberstücke weich sind, die Erdbeeren hinzufügen und weitere 5 Minuten köcheln lassen. Nach Bedarf zum Schluss den Zucker hinzufügen.

Für die Pancakes beide Mehlsorten mit Backpulver vermischen. In einer zweiten Schüssel Buttermilch, Salz und Ei, beziehungsweise Eier, mit dem Handmixer verquirlen.

Die Mehlmischung nach und nach zu der Buttermilchmischung geben und beides zu einem glatten Teig verquirlen. Abgedeckt etwa 10 Minuten quellen lassen.

Etwas Öl in einer großen beschichteten Pfanne erhitzen. Pro Pancake jeweils einen kleinen Schöpflöffel Teig in die Pfanne geben. Bei mittlerer Hitze 2–3 Minuten backen. Danach vorsichtig wenden und weitere 1–2 Minuten fertig backen. Fertige Pancakes aus der Pfanne nehmen und abgedeckt kurz beiseitestellen, bis alle Pancakes gebacken sind.

Die Pancakes zusammen mit dem Ragout servieren.

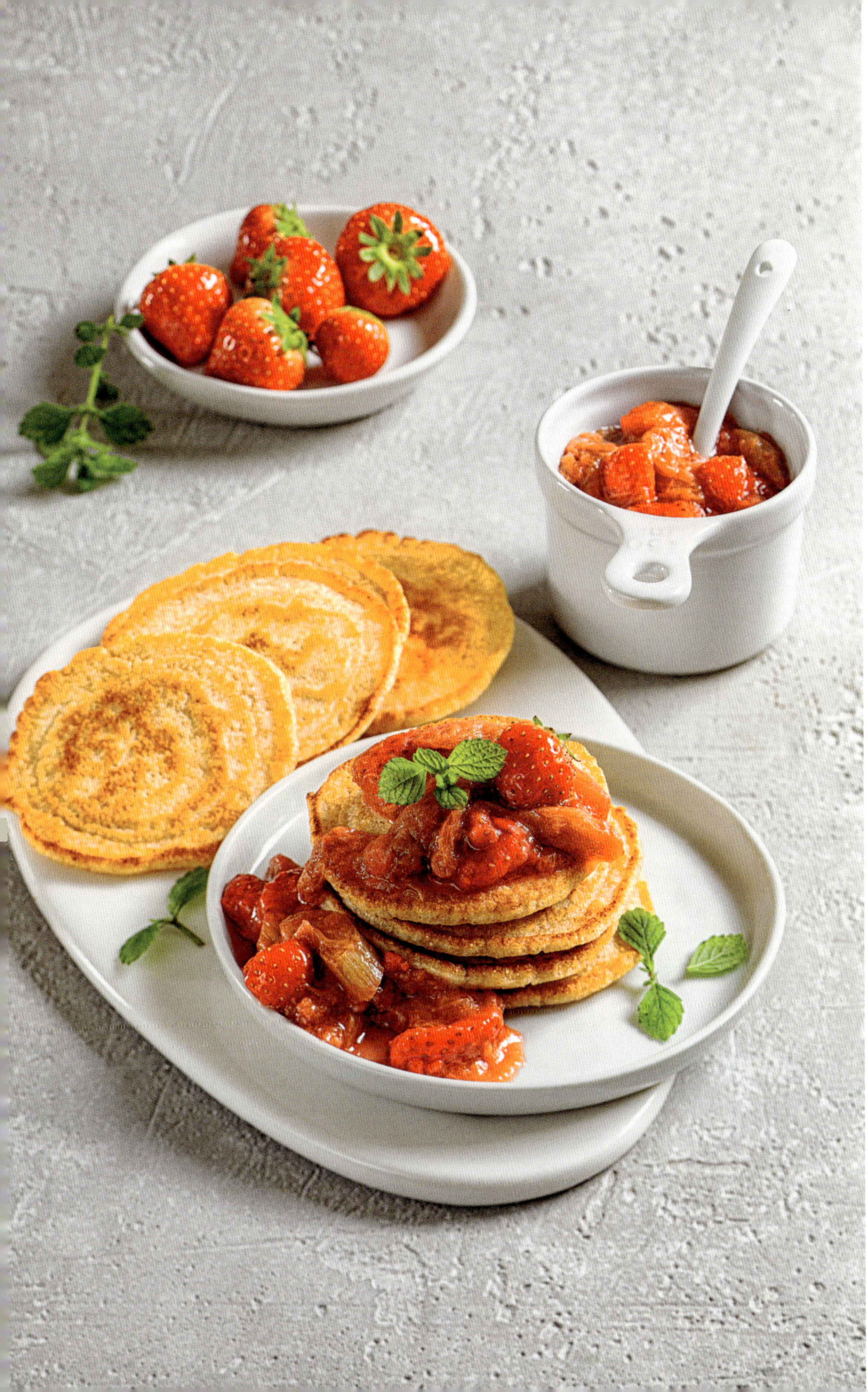

Frühling | Sommer | Herbst | Winter

Bärlauchcremesuppe

ZUTATEN
für 4 Portionen

1 großer mehliger Erdapfel
1 Zwiebel
1 Knoblauchzehe
2 EL Rapsöl
1 l klare Gemüsesuppe
300 g Bärlauch
1 Prise gemahlene Muskatnuss
Salz
Pfeffer

Erdapfel waschen, schälen und in Würfel schneiden. Die Zwiebel schälen und fein hacken. Den Knoblauch schälen und durch eine Presse drücken.

Das Rapsöl in einem Topf erhitzen und Erdapfelwürfel, Zwiebel und Knoblauch darin unter Rühren ca. 5 Minuten anschwitzen. Mit Gemüsesuppe aufgießen und alles köcheln lassen, bis die Erdapfelwürfel weich sind.

In der Zwischenzeit den Bärlauch entstielen und waschen.
In einem Topf etwas Wasser aufkochen und die Bärlauchblätter darin blanchieren. In ein Sieb abgießen und mit kaltem Wasser abschrecken. Anschließend hacken.

Den Bärlauch in die Suppe geben und alles 2–3 Minuten kochen lassen. Danach die Suppe mit einem Stabmixer fein pürieren und mit Muskatnuss, Salz und Pfeffer würzen.

Kohlrabicremesuppe mit Vollkorncroûtons

ZUTATEN

für 4 Portionen

1 große Zwiebel
2 Kohlrabi (mit Blättern)
1 EL Rapsöl
ca. 750 ml Wasser
1 TL klare Gemüsesuppe
1 Zweig frischer Liebstöckel
   (alternativ 1 EL getrockneter)
1 Prise gemahlene Muskatnuss
Salz
Pfeffer

AUSSERDEM:
2 Scheiben Vollkornbrot
frische Petersilie oder Schnittlauch zum Bestreuen

Die Zwiebel schälen und in kleine Würfel schneiden. Die Kohlrabi schälen, die zarten Blätter beiseitelegen und die Knollen in Würfel schneiden.

Das Öl in einem Topf heiß werden lassen und die Zwiebelwürfel darin unter Rühren andünsten. Die Kohlrabiwürfel einrühren, kurz mitdünsten lassen. Mit Wasser ablöschen. Gemüsesuppe, Liebstöckel und Kohlrabiblätter zufügen, gut umrühren und mit Deckel 20 Minuten köcheln lassen.

Inzwischen das Vollkornbrot in kleine Würfel schneiden. In einer Pfanne bei mittlerer Hitze, ohne Fett und unter Rühren knusprig rösten.

Die Kohlrabiblätter aus der Suppe entfernen und die Suppe mit einem Stabmixer fein pürieren. Mit Muskatnuss, Salz und Pfeffer würzen.

Die Suppe auf Teller verteilen und mit frischen Kräutern und Croûtons bestreut servieren.

Räucherforellennockerl auf Vogerlsalatbett

ZUTATEN
für 4 Portionen

FÜR DIE NOCKERL:
200 g Räucherforellenfilets
2 EL Naturjoghurt
4 EL Magertopfen
1 Schalotte
½ Bund Dille
½ Zitrone (Saft)
Salz
Pfeffer

FÜR DEN SALAT:
8 Radieschen
4 Handvoll Vogerlsalat (ca. 80 g)
2 EL Kürbiskernöl
3 EL Apfelessig
1–2 EL Wasser
Salz

Für die Nockerl von der Räucherforelle die Haut ablösen und entfernen.

Räucherforelle, Joghurt und Magertopfen mit einem Stabmixer pürieren. Die Schalotte schälen und mit der Dille fein hacken. Unter die Räucherforellenmischung rühren und mit Zitronensaft, Salz und Pfeffer abschmecken. Die Masse abgedeckt ca. 1 Stunde im Kühlschrank ziehen lassen.

Für den Salat die Radieschen putzen und in Scheiben schneiden. Ein paar Scheiben zum Garnieren zur Seite stellen. Vogerlsalat von den Wurzeln befreien, waschen, trocken schleudern und in mundgerechte Stücke zupfen.

Aus Kürbiskernöl, Apfelessig, Wasser und etwas Salz ein Dressing anrühren und den Salat mit den Radieschen damit marinieren.

Zum Anrichten den Salat auf Teller verteilen. Aus der Räucherforellenmasse mithilfe von zwei Esslöffeln Nockerl formen und auf dem Salatbett anrichten. Mit den zur Seite gestellten Radieschenscheiben garniert servieren.

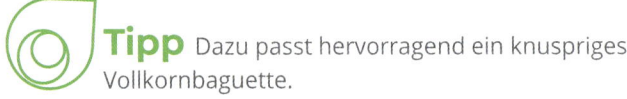 **Tipp** Dazu passt hervorragend ein knuspriges Vollkornbaguette.

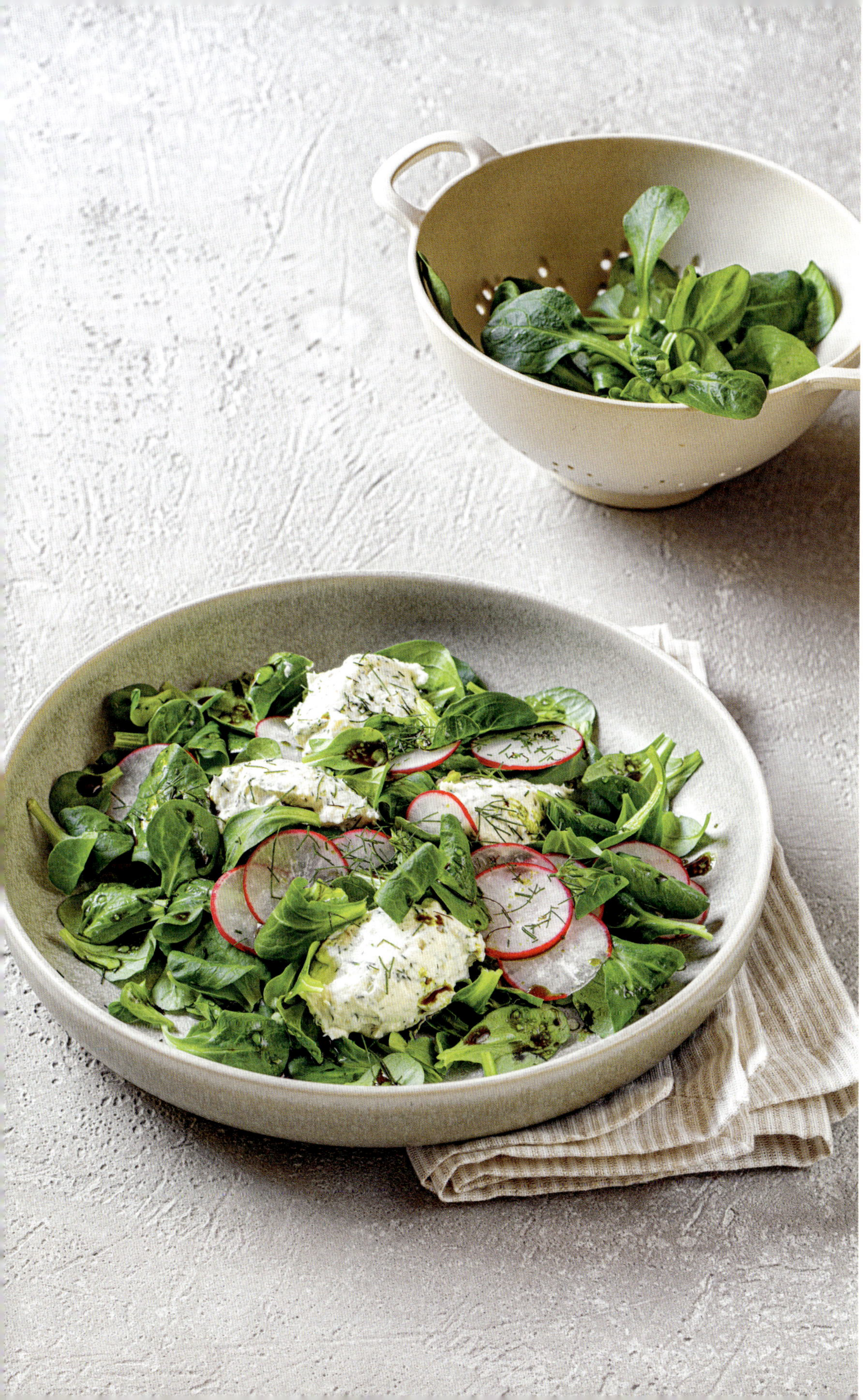

Frühling | Sommer | Herbst | Winter

Spargelsalat mit Rucola und Frischkäse

ZUTATEN
für 4 Portionen

500 g weißer Spargel
500 g grüner Spargel
1 l klare Gemüsesuppe
120 g Rucola
100 g Frischkäse (Halbfettstufe)
Pfeffer

FÜR DIE MARINADE:
30 g getrocknete Tomaten
2 EL Balsamicoessig
Salz
Pfeffer
2 EL Raps- oder Olivenöl
je 2 EL gehackte frische
    Minze- und Basilikumblätter

Den Spargel schälen (den grünen Spargel nur im unteren Drittel), die holzigen Enden abschneiden und die Stangen in 3 cm große Stücke schneiden

Die Gemüsesuppe in einem Topf aufkochen, Spargelstücke hinzugeben und 3–4 Minuten bissfest kochen. Den Topf vom Herd nehmen und den Spargel im Fond auskühlen lassen.

Die getrockneten Tomaten klein würfelig schneiden, mit 60 ml Spargelfond und Essig in einen Topf geben und 1–2 Minuten bei geringer Hitze köcheln lassen. Dann vom Herd nehmen, die Marinade mit Salz und Pfeffer abschmecken und mit Öl vermengen.

Den Spargel abseihen, gut abtropfen lassen und in eine Schüssel geben. Mit Marinade und Kräutern vermengen.

Rucola entstielen und in tiefen Tellern verteilen. Den marinierten Spargel darübergeben und jeweils 1–2 Esslöffel Frischkäse daraufsetzen. Mit etwas Minze- und Basilikumblättern bestreut servieren.

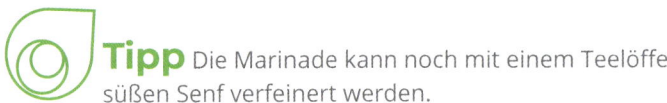 **Tipp** Die Marinade kann noch mit einem Teelöffel süßen Senf verfeinert werden.

Spargelrisotto

ZUTATEN
für 4 Portionen

500 g grüner Spargel
Salz
1 kleine Zwiebel
2 EL Rapsöl
1 l klare Gemüsesuppe
240 g Zartweizen
1 Lorbeerblatt
60 g Hartkäse
   (z. B. Bergkäse, Parmesan)
Pfeffer
ca. 3 EL gehackte frische
   Petersilie (glatt oder kraus)

Die Spargelstangen im unteren Drittel schälen und die holzigen Enden entfernen. Die Stangen in 1 cm große Stücke schneiden. In wenig leicht gesalzenem Wasser ca. 2 Minuten bissfest kochen.

Die Zwiebel schälen, fein hacken und in einem Topf im erhitzten Öl anschwitzen. Währenddessen die Gemüsesuppe in einem zweiten Topf erhitzen.

Zartweizen zu der angeschwitzten Zwiebel geben und mit etwas heißer Suppe ablöschen. Lorbeerblatt hinzufügen.

Die Suppe unter Rühren nach und nach zum Zartweizen gießen, bis dieser weich ist. Zum Schluss den Käse reiben und unterrühren. Das Risotto mit Salz, Pfeffer und Petersilie abschmecken und mit den Spargelstücken anrichten.

Frühling | Sommer | Herbst | Winter

Gemüse-Erdäpfel-Pfanne

ZUTATEN

für 4 Portionen

8 gekochte Erdäpfel
  (vorwiegend festkochend)
1 Karotte
1 gelbe Rübe
4 Radieschen
1 Frühlingszwiebel
2 Spargelstangen
  (weiß oder grün)
2 Handvoll Blattspinat (ca. 50 g)
2 EL Rapsöl
Salz
1 Prise gemahlene Muskatnuss
1 Prise Kümmel
je 2 Zweige gehackter frischer
  Thymian, Rosmarin und
  Majoran (alternativ je 1 Prise
  getrocknete Kräuter)
Pfeffer

Die Erdäpfel schälen. Das restliche Gemüse waschen und, wenn notwendig, schälen. Die Karotte und die gelbe Rübe in Stifte schneiden und in wenig leicht gesalzenem Wasser bissfest kochen. Dann abgießen, abtropfen lassen und zur Seite stellen.

Radieschen in Scheiben schneiden, Frühlingszwiebel in Ringe schneiden, Spargel in ca. 1 cm dicke Scheiben schneiden. Den Spinat in Streifen schneiden. Die Erdäpfel in Scheiben oder Würfel schneiden.

In einer großen Pfanne das Öl erhitzen und die Erdäpfel darin braten. Gleich zu Beginn würzen. Wenn die Unterseite eine schöne Bräunung angenommen hat, die Erdäpfel wenden, wieder würzen und von der anderen Seite goldbraun braten.

Das gekochte Wurzelgemüse hinzugeben und etwa 5 Minuten mitbraten. Kurz vor Schluss das rohe Gemüse (Frühlingszwiebel, Radieschen, Spinat, Spargel) für 1–2 Minuten mitbraten. Dann auf Teller verteilen und servieren.

 Tipp Dieses Rezept schmeckt nicht nur im Frühjahr. Je nach Saison kann das Gemüse variiert werden. Je nach Sorte wird es leicht vorgegart oder roh mitgebraten. Im Sommer schmecken zum Beispiel Zucchini- und Tomatenscheiben, im Herbst Kürbis und Pilze.

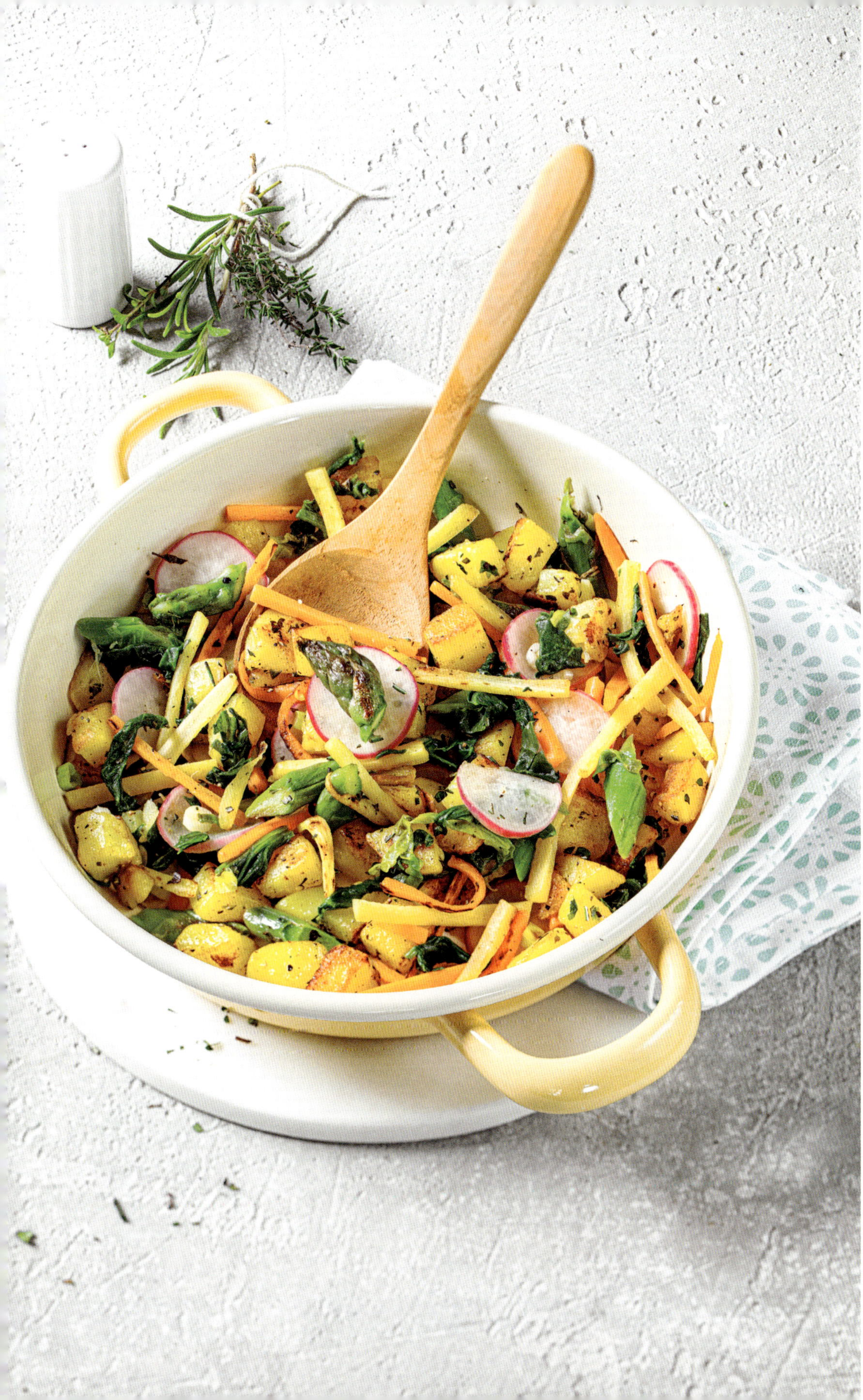

Frühling | Sommer | Herbst | Winter

Gebratener Wels mit gelben Rüben und Erdäpfel-Kräuter-Püree

ZUTATEN
für 4 Portionen

FÜR DEN WELS:
600 g Welsfilet
Salz
Pfeffer
1 Zitrone
1 Zweig Dille
2 EL Rapsöl

FÜR DIE RÜBEN:
400 g gelbe Rüben
Salz
1 EL Rapsöl
je 1 Prise getrocknete Kräuter der Provence und Thymian (oder nach Geschmack)
Pfeffer

FÜR DAS PÜREE:
800 g mehlige Erdäpfel
Salz
150 ml Milch
1 Prise Muskatnuss
Pfeffer
1–2 EL gehackte frische Kräuter nach Geschmack (z. B. Petersilie und Thymian)

Das Welsfilet mit Salz und Pfeffer würzen und in eine Schale geben. Die Zitrone auspressen, die Dille hacken und beides zum Wels geben. Den Wels in der Mischung abgedeckt marinieren und erst kurz vor dem Servieren im Rapsöl knusprig braten.

Die gelben Rüben waschen, schälen und in grobe Stifte schneiden. In wenig leicht gesalzenem Wasser bissfest kochen, dann in ein Sieb abgießen und abtropfen lassen. Kurz vor dem Servieren im heißen Rapsöl schwenken und mit Kräutern, Salz und Pfeffer abschmecken.

Für das Püree die Erdäpfel schälen und grob klein schneiden. In leicht gesalzenem Wasser gar kochen, dann in ein Sieb abgießen und entweder durch eine Erdäpfelpresse drücken oder zerstampfen.

Die Milch erhitzen und die Erdäpfel einrühren. Abschließend mit frisch geriebener Muskatnuss, Salz, Pfeffer und Kräutern abschmecken.

Das knusprig gebratene Welsfilet auf etwas Püree anrichten und mit den gelben Rüben servieren.

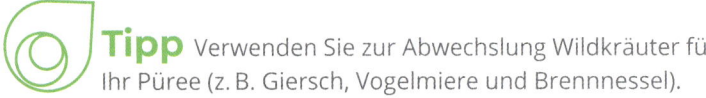 **Tipp** Verwenden Sie zur Abwechslung Wildkräuter für Ihr Püree (z. B. Giersch, Vogelmiere und Brennnessel).

Hirse-Laibchen mit Knoblauch-Kräuter-Dip

ZUTATEN
für ca. 12 Laibchen

FÜR DIE LAIBCHEN:
150 g Hirse
3 Karotten
3 Frühlingszwiebeln
1 Handvoll getrocknete Tomaten
2 Eier
100 g geriebener Käse nach Wunsch (z. B. Gouda, Emmentaler oder Bergkäse)
3 EL gehackte frische Kräuter nach Wunsch (z. B. glatte oder krause Petersilie, Schnittlauch, Majoran)
Salz
Pfeffer

FÜR DEN KNOBLAUCH-KRÄUTER-DIP:
200 g Magertopfen
150 g Naturjoghurt
1 Knoblauchzehe
3 EL gehackte frische Kräuter nach Wunsch (z. B. glatte oder krause Petersilie, Schnittlauch, Basilikum, Minze)
Salz
Pfeffer

Für die Hirse-Laibchen die Hirse in ein Sieb geben und gründlich heiß abspülen, um die Bitterstoffe zu entfernen. Dann nach Packungsanweisung kochen und anschließend kurz auskühlen lassen.

Karotten und Frühlingszwiebeln waschen und putzen. Die Karotten raspeln, die Frühlingszwiebeln in Ringe schneiden und getrocknete Tomaten fein hacken.

Das Backrohr auf 180 °C vorheizen. Ein Backblech mit Backpapier auslegen.

Alle vorbereiteten Zutaten mit Eiern, Käse, Kräutern, etwas Salz und Pfeffer in einer Schüssel vermengen und daraus etwa 12 Laibchen formen. Auf das Backblech verteilen und ca. 30 Minuten goldgelb backen.

In der Zwischenzeit den Dip zubereiten. Dafür Magertopfen und Joghurt in einer Schale verrühren. Die Knoblauchzehe schälen und hinzupressen. Die Kräuter unterrühren und den Dip mit etwas Salz und Pfeffer abschmecken.

Die knusprigen Hirse-Laibchen zusammen mit dem Dip servieren.

Kidneybohnenlaibchen

ZUTATEN

für ca. 8 Laibchen

1 ½ rote Zwiebeln
1 Knoblauchzehe
2 EL Haferflocken
   (klein- oder grobblättrig)
240 g gekochte Kidneybohnen
   (aus der Dose)
25 g Pinienkerne
2 EL fein gehackte frische
   Petersilie (glatt oder kraus)
2 EL gehacktes frisches
   Basilikum
Salz
Pfeffer
½ TL Maisstärke
1 Msp. Zimtpulver
1 Msp. Kurkumapulver
1 TL Estragon-Senf
2 EL Rapsöl

Zwiebeln und Knoblauch schälen und fein hacken. Haferflocken im Mixer mahlen.

Die Bohnen in ein Sieb geben, abspülen und abtropfen lassen. In eine Schüssel umfüllen und mit einer Gabel oder den Händen zerdrücken.

Zwiebeln, Knoblauch und gemahlene Haferflocken mit den Bohnen vermischen.

Die Pinienkerne ca. 3 Minuten in einer Pfanne ohne Fett anrösten, dann abkühlen lassen und fein hacken. Mit den restlichen Zutaten, bis auf das Rapsöl, zur Bohnenmasse geben und alles gut verkneten.

Mit den Händen aus der Masse etwa 8 kleine Laibchen formen.

Das Rapsöl in einer Pfanne erhitzen. Die Laibchen von jeder Seite ca. 4 Minuten bei mittlerer Hitze goldbraun braten. Anschließend auf einem mit Küchenpapier ausgelegten Teller abtropfen lassen.

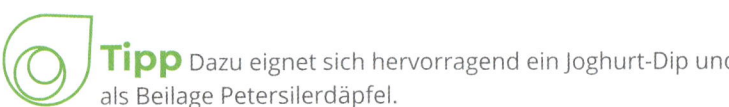 **Tipp** Dazu eignet sich hervorragend ein Joghurt-Dip und als Beilage Petersilerdäpfel.

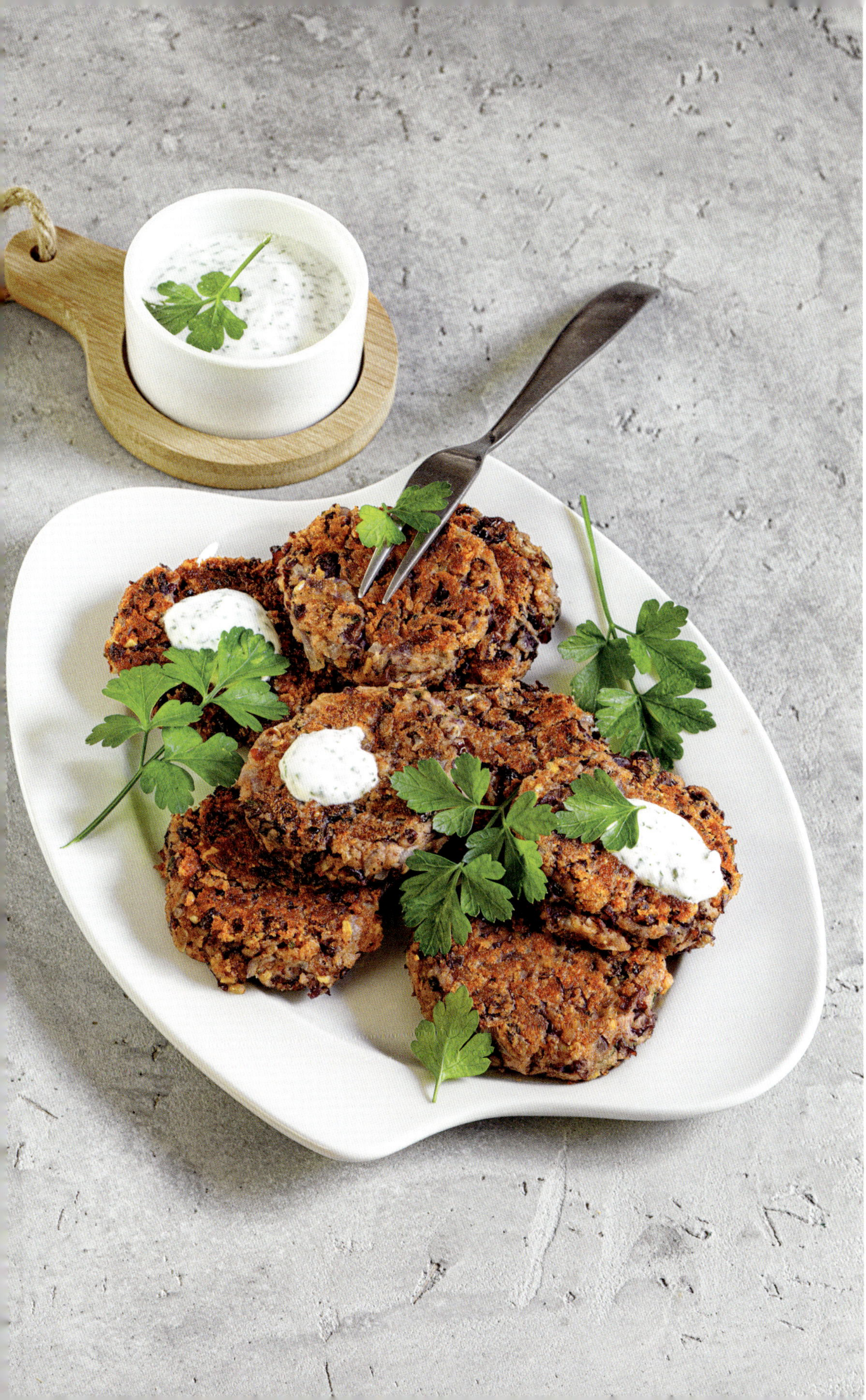

Frühling | Sommer | Herbst | Winter

Bunt gefüllte Vollkorn-Wraps

ZUTATEN
für 4 Portionen

FÜR DAS KICHERERBSEN-PÜREE:
500 g gekochte Kichererbsen (aus der Dose)
2 TL Rapsöl
1 TL Paprikapulver (edelsüß oder rosenscharf nach Geschmack)
1 TL Currypulver
Pfeffer
Salz

FÜR DIE WRAPS:
1 Bund Frühlingszwiebeln
150 g Vogerlsalat
4–6 gegrillte Paprikafilets (aus dem Glas)
200 g Feta- oder Schafkäse

AUSSERDEM:
8 Vollkornwraps (Vollkorntortillas)

VIDEO:

Für das Kichererbsenpüree die Kichererbsen in ein Sieb schütten, abspülen und abtropfen lassen. Mit 1 Teelöffel Rapsöl in einer Pfanne für einige Minuten braten.

Die Gewürze und etwas Salz zufügen und nochmals kurz weiterbraten. Im Anschluss etwa die Hälfte der Kichererbsen mit 1 Teelöffel Rapsöl pürieren. Dabei so viel Wasser zugießen, bis eine cremige Konsistenz erreicht ist. Das Püree und die restlichen Kichererbsen zur Seite stellen.

Für die Wraps die Frühlingszwiebeln waschen, putzen und in feine Ringe schneiden. Vogerlsalat waschen, von den Wurzeln befreien und trocken schleudern. Gegrillte Paprikastücke auf Küchenpapier abtropfen lassen und in kleine Stücke schneiden. Den Käse in kleine Stücke schneiden oder zerkrümeln.

Wraps nach Packungsangabe in der Pfanne von beiden Seiten erwärmen. Nun die Teigfladen mit dem Kichererbsenpüree bestreichen. Die Wraps mit Salat, Frühlingszwiebeln, Paprikastücken, Käse und den übrigen, gebratenen Kichererbsen bestreuen.

Die Wraps von unten einklappen und von einer Seite her aufrollen. Sofort servieren.

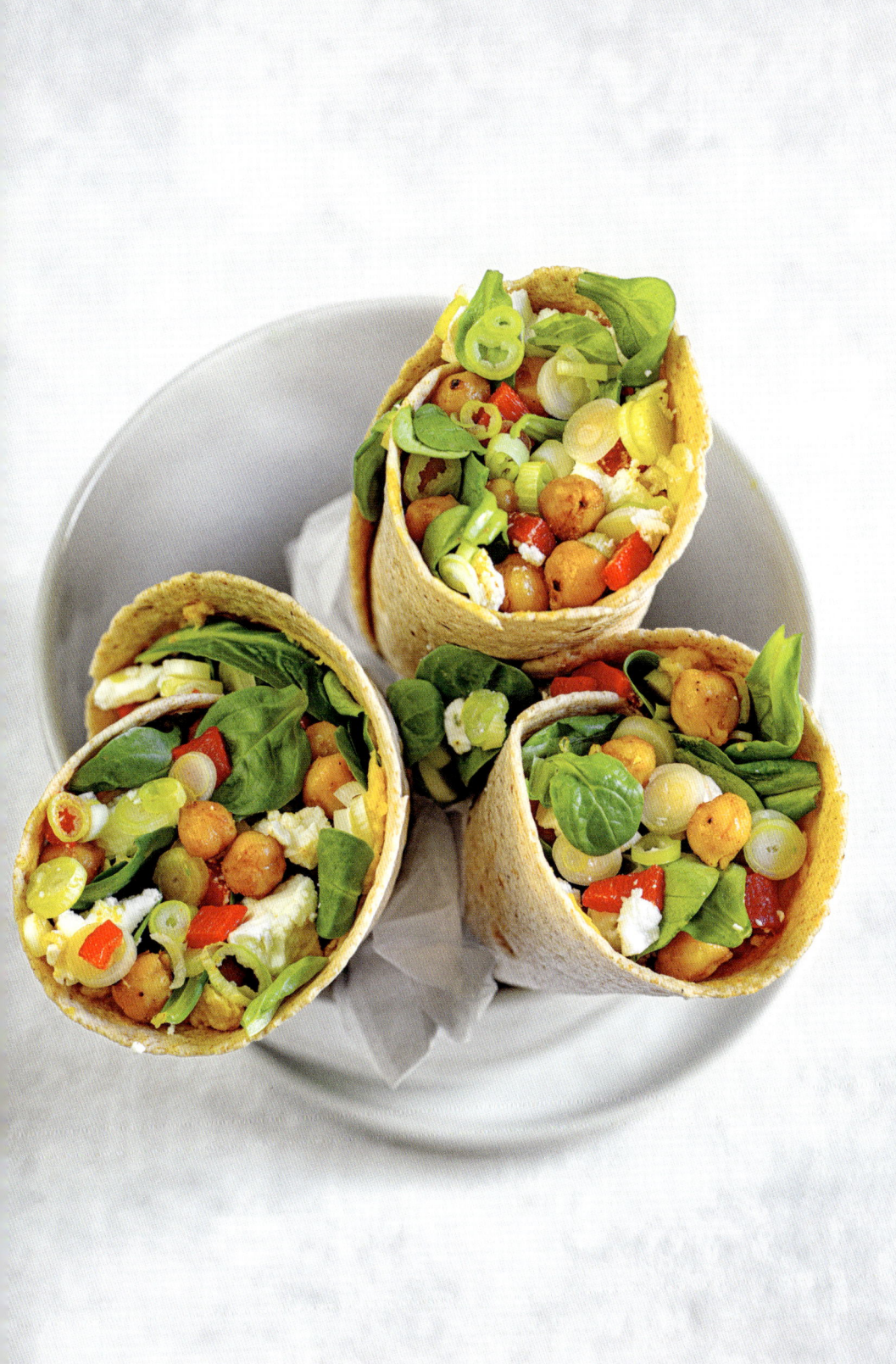

Überbackene Palatschinken mit Spinat-Hüttenkäse-Füllung

ZUTATEN
für 4 Portionen

FÜR DEN PALAT-SCHINKENTEIG:
50 g Weizenvollkornmehl
50 g glattes Weizenmehl (Type W480)
200 ml Milch
50 ml Mineralwasser (prickelnd)
1 Ei
Salz

FÜR DIE FÜLLUNG:
2 Knoblauchzehen
300 g Blattspinat (frisch oder tiefgekühlt)
200 g Hüttenkäse
Pfeffer
Salz

FÜR DEN GUSS:
2 Eier
250 ml Milch
Pfeffer
Salz

AUSSERDEM:
etwas Rapsöl zum Backen und für die Form

Für den Palatschinkenteig alle Teigzutaten verquirlen und abgedeckt ca. 15 Minuten rasten lassen. Anschließend mit wenig Öl in einer beschichteten Pfanne 6 Palatschinken backen.

Den Knoblauch schälen und fein hacken. Den Spinat waschen und abtropfen lassen.

Wenig Rapsöl in einem Topf erhitzen und den Knoblauch darin glasig andünsten. Den Spinat zugeben und zusammenfallen lassen. Anschließend den Topf vom Herd nehmen und den Spinat abkühlen lassen.

Den Hüttenkäse zum Spinat geben und die Mischung mit Pfeffer und Salz würzen.

Das Backrohr auf 180 °C vorheizen. Eine Auflaufform mit Rapsöl einfetten.

Die Palatschinken mit der Spinatmasse füllen, einrollen und in die Auflaufform schichten.

Eier mit Milch verquirlen, mit Pfeffer und Salz abschmecken. Die Palatschinken mit der Eiermilch übergießen und 20–25 Minuten goldgelb backen.

 Tipp Beim Füllen der Palatschinken können Sie wunderbar variieren: gedünstete Kohlrabistifte oder auch Mangoldblätter schmecken ebenfalls hervorragend.

Lasagne

Frühling | Sommer | Herbst | Winter

ZUTATEN
für 6 Portionen

FÜR DEN SUGO:
580 g Sellerieknolle
1 kleine Zwiebel
150 g Karotten
150 g gelbe Rüben
700 g Rinderfaschiertes
1 EL Rapsöl
2 EL Tomatenmark
150 ml klare Gemüsesuppe
1 EL Tomatenketchup
2 Knoblauchzehen
1 gehäufter EL
   Oregano, Basilikum
   und Rosmarin (alternativ
   je 1 TL getrockneten)
Salz, Pfeffer

FÜR DIE BÉCHAMELSAUCE:
2 EL Rapsöl
70 g Dinkelvollkornmehl
450 ml Milch
80 g Gouda
1 Prise gemahlene Muskatnuss
Salz, Pfeffer

AUSSERDEM:
etwas Rapsöl zum Einfetten
80 g geriebener Gouda
   zum Überbacken
ca. 6 Lasagneblätter

VIDEO:

Die Sellerieknolle schälen und putzen. 80 g davon raspeln, die restliche Knolle in ca. 3 mm dicke Scheiben schneiden und in kochendem Wasser 2–3 Minuten blanchieren. Herausnehmen und zur Seite stellen.

Die Zwiebel schälen und fein hacken. Das restliche Gemüse putzen und raspeln.

Zwiebel, Gemüse und Faschiertes in einer Pfanne im heißen Rapsöl ca. 6 Minuten unter Rühren anbraten. Das Tomatenmark dazurühren und die Gemüsesuppe aufgießen.

Den Knoblauch schälen und fein hacken. Ketchup, Knoblauch, Kräuter und Gewürze zum Faschierten geben und alles mindestens für 30 Minuten ohne Deckel leicht köcheln lassen, dabei immer wieder umrühren. (Je länger das Sugo köchelt, desto intensiver wird der Geschmack.)

In der Zwischenzeit das Rapsöl für die Béchamelsauce in einem Topf erhitzen. Das Dinkelvollkornmehl einrühren und kurz anschwitzen.

Unter Rühren die Milch zugießen. Mit einem Schneebesen immer wieder durchrühren und die Sauce andicken lassen. Zum Schluss den Käse reiben und in der Sauce schmelzen. Mit Muskatnuss, Salz und Pfeffer abschmecken.

Das Backrohr auf 160 °C vorheizen. Eine Auflaufform dünn mit Rapsöl einfetten. Dann die Lasagne folgendermaßen in die Form schichten: Sugo, Béchamelsauce, blanchierte Selleriescheiben, Sugo, Béchamelsauce, Lasagneblätter, Sugo, Béchamelsauce, Selleriescheiben, Sugo, Béchamelsauce, geriebener Käse. Im Backrohr in 30–40 Minuten goldbraun backen.

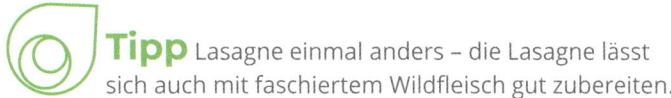

Tipp Lasagne einmal anders – die Lasagne lässt sich auch mit faschiertem Wildfleisch gut zubereiten.

Gartenkräuter-Frischkäseknödel mit Bärlauchcreme

ZUTATEN
für 4 Portionen

FÜR DIE FRISCHKÄSE-KNÖDEL:
300 ml Milch
500 g trockene Semmelwürfel
1 Zwiebel
1 TL Rapsöl
100 g Gartenkräuter (z. B. Kresse, Petersilie, Schnittlauch und Dille)
40 g Bärlauch
150 g Frischkäse (Halbfettstufe)
2 Eier
Salz, Pfeffer

FÜR DIE BÄRLAUCHCREME:
1 Zwiebel
1 TL Rapsöl
40 g Weizenmehl (Type W480)
250 ml klare Gemüsesuppe
60 g Bärlauch
je ½ TL gehackter frischer Thymian und Majoran (oder nach Geschmack je 1 Prise getrocknete Kräuter)
1 Prise gemahlener Kümmel
1 Prise gemahlene Muskatnuss
1 Spritzer Weißweinessig
Salz, Pfeffer
1 EL Sauerrahm

AUSSERDEM:
Mehl zum Bearbeiten

Für die Frischkäseknödel die Milch erwärmen. Die Semmelwürfel in eine Schüssel geben, die Milch darübergießen und alles abgedeckt 30–45 Minuten ziehen lassen.

In der Zwischenzeit die Zwiebel schälen und fein würfeln. In einer Pfanne im heißen Rapsöl glasig anschwitzen. Die Kräuter fein hacken. Vom Bärlauch die Stiele entfernen und die Blätter pürieren.

Alle vorbereiteten Zutaten zusammen mit Frischkäse, Eiern, etwas Salz und Pfeffer zur Knödelmischung geben. Weitere 10–20 Minuten ziehen lassen.

Mit bemehlten Händen Knödel formen. Die Knödel in einem Topf mit leicht kochendem Salzwasser für 15–20 Minuten ziehen lassen.

Für die Bärlauchcreme die Zwiebel schälen, fein hacken und im Rapsöl andünsten.

Das Mehl darüberstreuen und unter Rühren kurz anschwitzen. Dann nach und nach die Suppe dazugießen, dabei mit einem Schneebesen ständig rühren. Unter Rühren aufkochen und andicken lassen.

Den Bärlauch putzen und fein schneiden. Die Sauce mit Kräutern, Gewürzen und Essig abschmecken, den fein geschnittenen Bärlauch dazugeben, mit Sauerrahm verfeinern und mit dem Stabmixer fein cremig pürieren. Die Frischkäseknödel mit der Bärlauchcreme auf Teller verteilen und servieren.

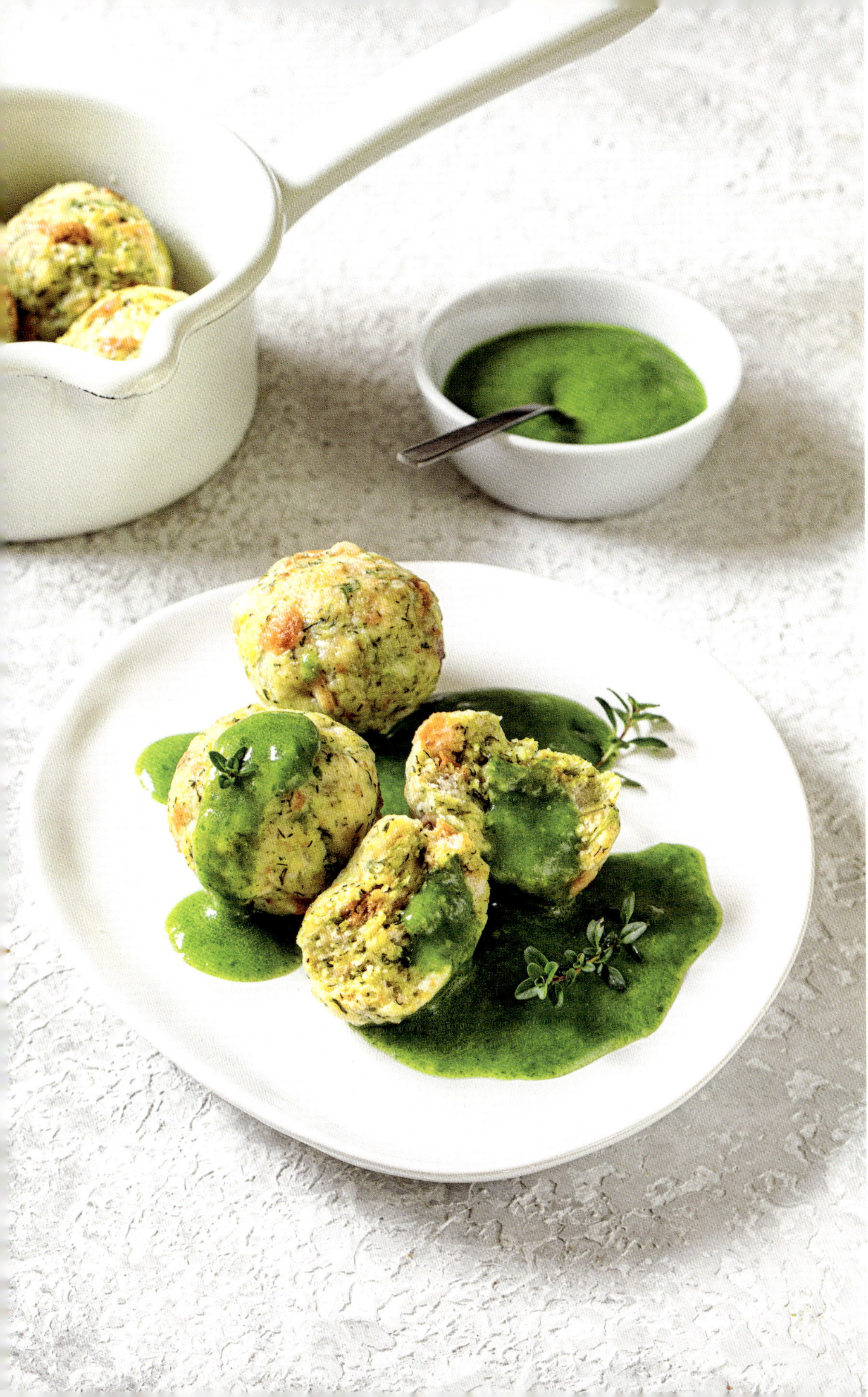

Frühling | Sommer | Herbst | Winter

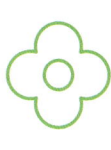

Rhabarbersoufflé

ZUTATEN
für 4 Portionen

200 g Rhabarber
½ Bio-Zitrone
4 EL Feinkristallzucker
2 Eier
250 g Magertopfen
4 EL Milch
5 EL Weizengrieß

Backofen auf 170 °C vorheizen und vier hitzestabile Gläser oder Tassen bereitstellen.

Den Rhabarber schälen und in 2 cm große Stücke schneiden. Von der Zitrone die Schale dünn abreiben und den Saft auspressen.

Den Rhabarber mit einem kleinen Schuss Wasser in einen Topf geben. 2 Esslöffel Zucker hinzurühren und den Rhabarber bei mittlerer Hitze ca. 5 Minuten weich dünsten. Dann in ein Sieb abgießen und abkühlen lassen.

Die Eier trennen und das Eiklar in einer Schüssel mit dem Handmixer zu Eischnee schlagen.

In einer zweiten Schüssel Magertopfen, Milch, Eidotter, restlichen Zucker, Weizengrieß, Zitronenschale und -saft verquirlen. Die Rhabarberstücke unterrühren und den Eischnee unterheben. Die Masse in die bereitgestellten Gläser füllen und im Backrohr ca. 30 Minuten backen.

Tipp Am besten genießen Sie dazu ein selbst gemachtes Erdbeer-Rhabarber-Ragout (siehe dazu Rezept auf Seite 26).

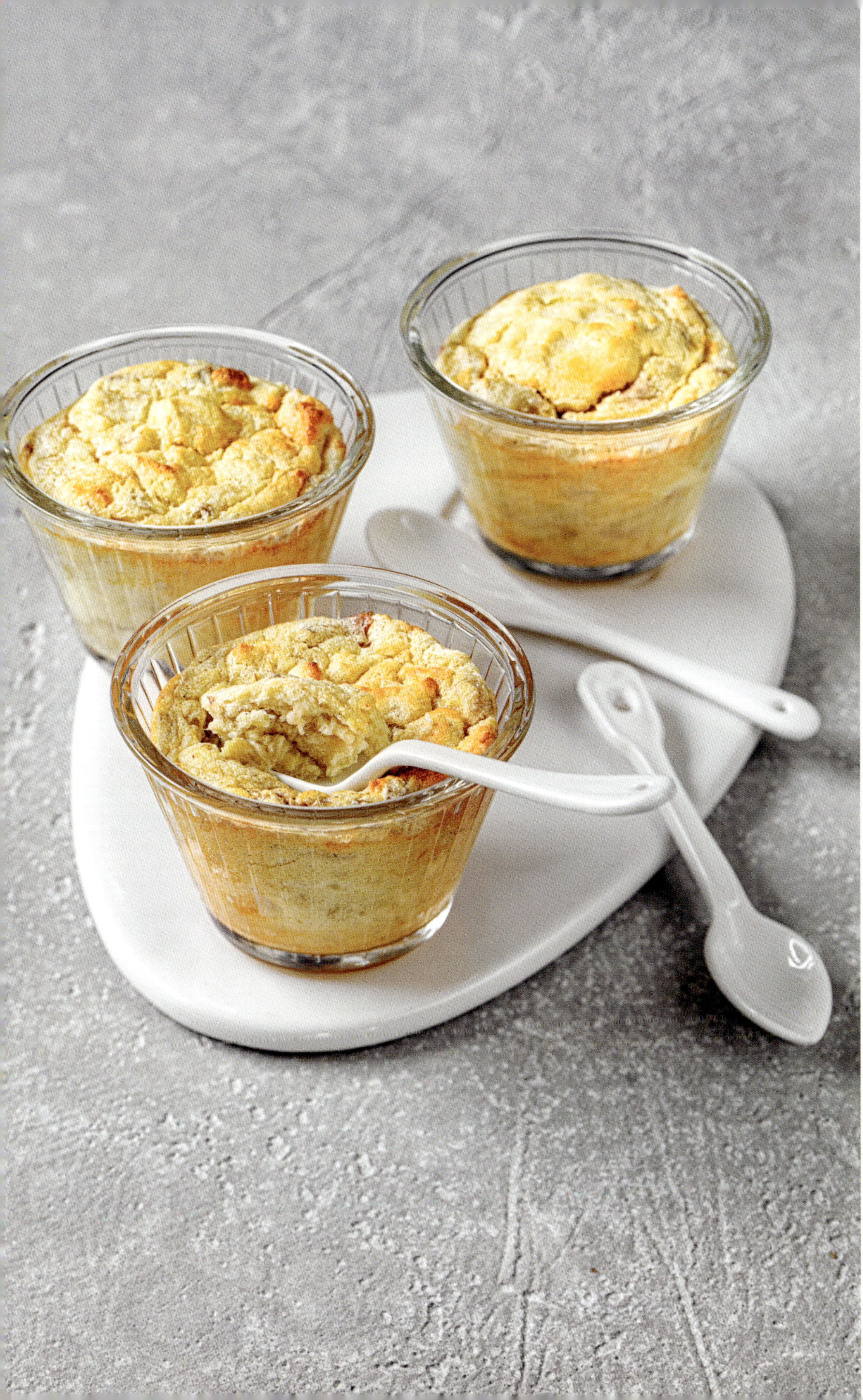

Frühling | Sommer | Herbst | Winter

Erdbeer-Tiramisu im Glas

ZUTATEN
für 4 Gläser (à 150 ml)

FÜR DIE CREME:
250 g Magertopfen
125 ml Milch
2 EL Vanillezucker

AUSSERDEM:
24 Biskotten
½ TL gemahlener Zimt
300 g Erdbeeren
frische Minze zum Garnieren

Für die Creme Topfen mit Milch und Vanillezucker glatt rühren.

Die Biskotten in einen Gefrierbeutel geben und diesen gut verschließen. Mit einem Nudelholz so oft darüberrollen, bis die Biskotten fein zerstoßen sind. Dann die Brösel in einer Schale mit Zimt vermischen.

Die Erdbeeren waschen und einige im Ganzen beiseitelegen für die Garnitur. Die restlichen Erdbeeren mit dem Stabmixer fein pürieren.

Vier Gläser ca. 1 cm hoch mit Biskottenbröseln befüllen, darauf eine 1 cm dicke Topfenschicht geben, darauf ca. 1 cm Erdbeermus verteilen. Anschließend den Vorgang wiederholen, bis die Gläser gefüllt sind.

Das Erdbeer-Tiramisu mindestens 3 Stunden abgedeckt im Kühlschrank ziehen lassen. Vor dem Servieren mit den zur Seite gestellten frischen Erdbeeren und frischer Minze garnieren.

Tipp Statt Erdbeerpüree kann je nach Saison auch anderes Fruchtmus, zum Beispiel ungezuckertes Apfelmus, verwendet werden. Auch pürierte Marillen oder Heidelbeeren schmecken köstlich.

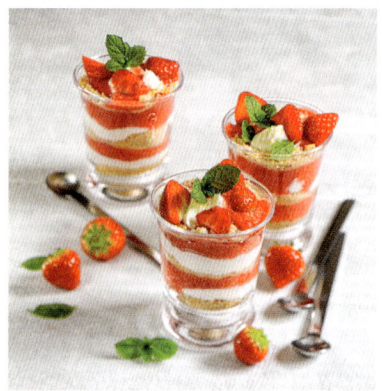

Vollkorn-Brandteigkrapferl mit Vanille-Topfencreme

ZUTATEN
für 12 Portionen

FÜR DEN TEIG:
200 ml Wasser
60 ml Rapsöl
1 Prise Salz
100 g Vollkorn-Dinkelmehl
100 g Weizenmehl
   (Type W480)
5 Eier

FÜR DIE TOPFENCREME:
500 ml Milch
1 Pkg. Vanillepuddingpulver
   (ca. 45 g)
30 g Feinkristallzucker
200 g Magertopfen

AUSSERDEM:
Staubzucker zum Bestäuben

Wasser mit Öl und Salz in einem Topf zum Kochen bringen. Die Mehlsorten mischen und auf einmal dazugeben. Mit einem Kochlöffel so lange rühren, bis sich der Teig als Kloß vom Topf löst und sich ein weißer Belag am Topfboden bildet, anschließend von der Herdplatte nehmen.

Den „abgebrannten" Teig in eine Rührschüssel geben und ca. 15 Minuten abkühlen lassen.

Das Backrohr auf 220 °C vorheizen. Ein Backblech mit Backpapier belegen. Die Eier versprudeln und portionsweise in den Teig einrühren.

Den Teig in einen Spritzsack füllen und 12 Krapferl (ca. 3 cm Durchmesser) auf das Blech aufspritzen. Die Krapferl 10 Minuten backen (in dieser Zeit darf das Backrohr nicht geöffnet werden), dann die Hitze auf 180 °C reduzieren und die Krapferl ca. 15 Minuten fertig backen. Dabei die Backfarbe beobachten und die Krapferl herausholen, wenn sie goldbraun sind. Auf einem Kuchengitter vollständig auskühlen lassen, dann aufschneiden.

Für die Topfencreme aus Milch, Vanillepuddingpulver und Zucker nach Packungsanleitung einen Pudding kochen. Unter mehrmaligem Umrühren auskühlen lassen, dann den Topfen unterrühren. Die Creme in einen Spritzsack fullen und die Krapferl damit füllen.

Die fertigen Vollkorn-Brandteigkrapferl mit Vanille-Topfencreme bis zum Servieren kalt stellen. Vor dem Servieren eventuell mit etwas Staubzucker bestreuen.

Tipp Die Füllung der Vollkorn-Brandteigkrapferl kann bei Bedarf mit klein geschnittenen frischen Erdbeeren verfeinert werden.

Gesunde Rezepte für den Sommer

Der Sommer beschenkt uns reich. Tomaten, Melanzani, Zucchini und Salate können wir in Fülle ernten, saftige Kirschen und Himbeeren hängen von Ästen und Zweigen, die ersten Äpfel und Pfirsiche werden reif – was für ein Glück!

Herzbrot

ZUTATEN

für 2 Brote à ca. 700 g:

FÜR DEN SAUERTEIGANSATZ (über 3 Tag hinweg):
150 ml handwarmes Wasser
150 g Roggenvollkornmehl

FÜR DAS BROT:
300 g Roggenvollkornmehl
300 g Dinkelmehl (Type W700)
100 g Buchweizenmehl
100 g Haferflocken (kleinblättrig)
100 g Sauerteigansatz (alternativ gekaufter flüssiger Sauerteig)
½ Würfel frischer Germ
500 ml lauwarmes Wasser
1 EL Salz
1 EL Brotgewürz
1 TL Schabzigerklee
2 EL Leinsamen
2 EL Leindotteröl

AUSSERDEM:
Dinkelmehl für die Arbeitsfläche
Haferflocken zum Bestreuen
3 Eiswürfel für das Backrohr

VIDEO:

Mit der Sauerteigherstellung 4 Tage vor dem eigentlichen Backen beginnen. Dafür in einem hohen, nicht zu breiten Behälter 50 ml handwarmes Wasser mit 50 g Roggenvollkornmehl vermischen. Mit Frischhaltefolie locker abdecken und bei Zimmertemperatur 24 Stunden stehen lassen. Am zweiten und auch am dritten Tag erneut jeweils 50 ml Wasser und 50 g Roggenvollkornmehl hinzufügen. Jeweils gut unterrühren, erneut lose abdecken und bei Zimmertemperatur stehen lassen. Wenn der Sauerteig am vierten Tag an Volumen zugenommen hat und sowohl säuerlich riecht als auch schmeckt, ist er reif und kann zum Brotbacken verwendet werden.

Am Backtag alle Zutaten für das Herzbrot in die Rührschüssel der Küchenmaschine geben. (Den restlichen Sauerteigansatz im Kühlschrank lagern.Einen Tag vor dem neuerlichen Brotbacken den Sauerteigansatz mit gleichen Teilen Wasser und Mehl auffrischen.) Den Teig auf niedriger Stufe 5 Minuten verkneten, dann 2 Minuten bei höherer Geschwindigkeit, bis sich der Teig gut formt. Abgedeckt bei Zimmertemperatur ca. 1 Stunde rasten lassen. Den Teig auf einer bemehlten Arbeitsfläche in zwei Hälften teilen und mit den Händen zu Herzen formen. Die Brotherzen abgedeckt eine weitere Stunde bei Zimmertemperatur rasten lassen.

Das Backrohr auf 250 °C vorheizen. Die Brotherzen auf ein Blech legen, mehrere Male mit einem scharfen Messer oder einem Schaschlikspieß einstechen, mit Wasser besprühen (dafür eine Sprühflasche verwenden), mit Haferflocken bestreuen und umgehend ins Backrohr schieben. Die Eiswürfel auf den Boden des Ofens geben und das Backrohr schließen. Das Brot 10 Minuten backen, danach die Temperatur auf 180 °C reduzieren und die Ofentür kurz öffnen, damit der Dampf entweichen kann. Die Brotherzen ca. 50 weitere Minuten backen. Das Brot muss beim Klopfen hohl klingen, dann ist es fertig (Kerntemperatur 95 °C). Das fertig gebackene Brot nochmals mit Wasser besprühen und auf einem Gitter auskühlen lassen.

 Info Das Herzbrot wurde im Sinne einer herzgesunden Ernährung von den Diätologinnen des Herz-Kreislauf-Zentrums Groß Gerungs speziell für die Herz-Gesundheit entwickelt.

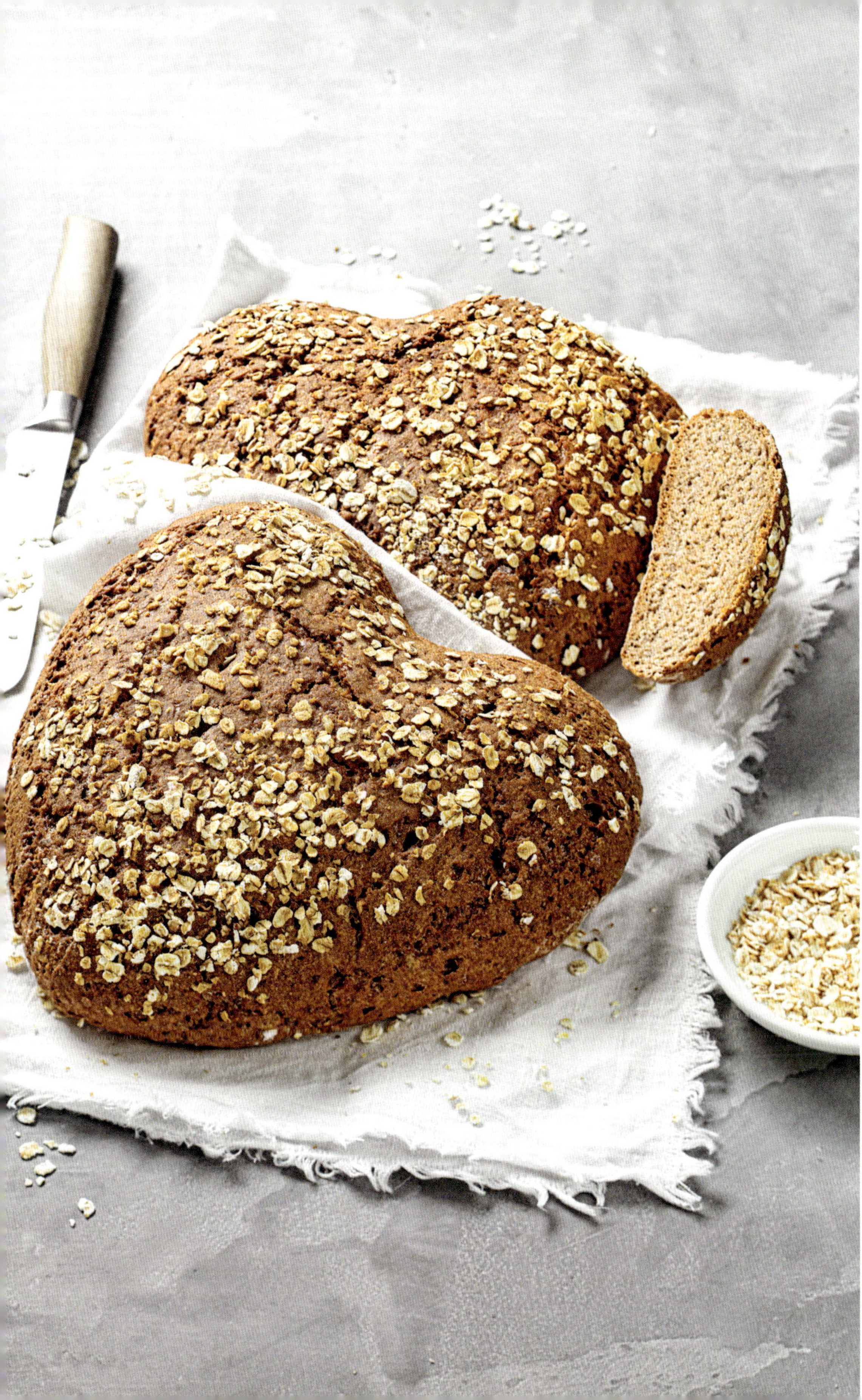

Frühling | **Sommer** | Herbst | Winter

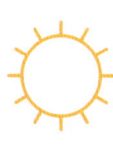

53

Frühstückskuchen mit Himbeeren

ZUTATEN
für 4 Portionen

FÜR DEN TEIG:
200 g Haferflocken (kleinblättrig)
450 ml Milch (oder pflanzliche Milchalternative)
40 g geriebene Walnüsse
25 g geschrotete Leinsamen
1,5 EL Honig
1 Prise gemahlener Zimt

ZUM BESTREUEN:
200 g frische oder gefrorene Himbeeren

AUSSERDEM:
optional 250 g Naturjoghurt zum Servieren

Das Backrohr auf 180 °C vorheizen. Alle Teigzutaten miteinander vermengen. Den Teig in eine kleine Auflaufform füllen und die Himbeeren darüber verteilen.

Den Frühstückskuchen 20–25 Minuten backen. Aus dem Backrohr nehmen, und etwas abkühlen lassen.

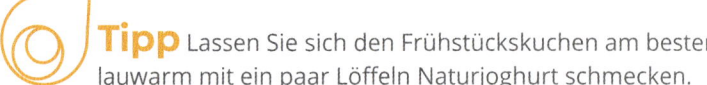 **Tipp** Lassen Sie sich den Frühstückskuchen am besten lauwarm mit ein paar Löffeln Naturjoghurt schmecken.

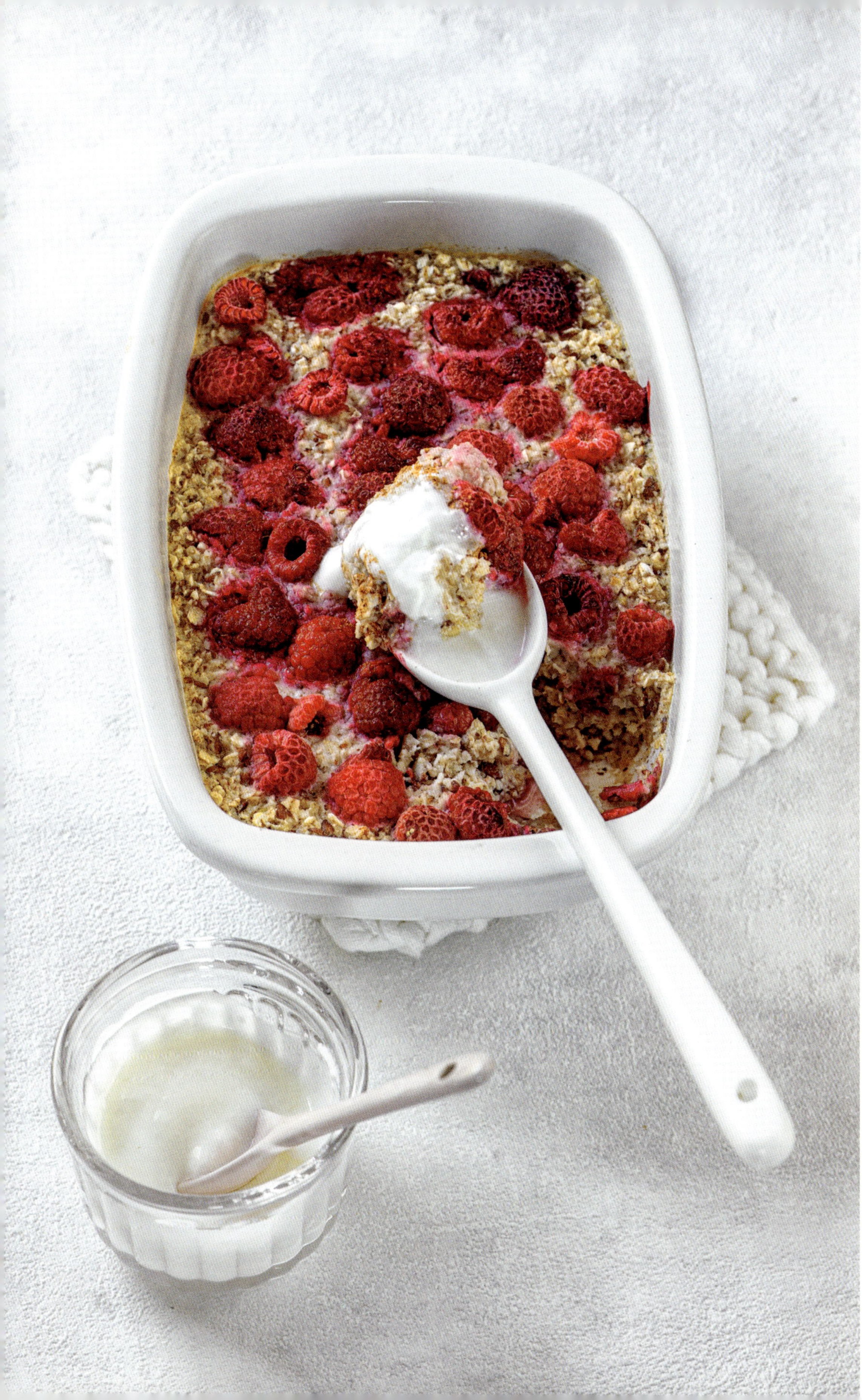

Frühling | **Sommer** | Herbst | Winter

Vollkorntoast-Muffins mit buntem Paprika

ZUTATEN//
für 4 Portionen

4 Scheiben Vollkorntoast
1 TL Rapsöl
150 g Paprika (gemischt)
4 Scheiben Kochschinken
4 Eier
Salz
Pfeffer

Die Toastscheiben auf einer Arbeitsfläche mit dem Nudelholz flach ausrollen. Mit einem Ausstecher oder einem großen Glas Scheiben mit 10 cm Durchmesser ausstechen und in der Mitte halbieren.

Die Mulden eines Muffinblechs mit Rapsöl einfetten und mit dem Vollkorntoast auskleiden, also je 2 Toasthälften in die Mulden drücken und eventuell entstandene Lücken mit den Toastresten verschließen.

Paprika putzen und würfeln. Den Schinken ebenfalls würfeln, dann in einer beschichteten Pfanne ohne Fett bei starker Hitze anbraten, Paprikawürfel dazugeben, kurz mitbraten, sodass sie noch bissfest sind.

Das Backrohr auf 200 °C Ober-/Unterhitze vorheizen. Die Schinken-Paprika-Mischung in die Toastmulden geben. Die Eier nacheinander aufschlagen und vorsichtig in je eine Toastmulde geben. Mit Salz und Pfeffer würzen und vorsichtig mit Schinken und Paprika verrühren.

Für ca. 20 Minuten backen, bis die Eier vollständig gestockt sind. Dann aus dem Backrohr nehmen und kurz rasten lassen. Die Muffins vorsichtig mithilfe eines Löffels aus den Mulden heben und servieren.

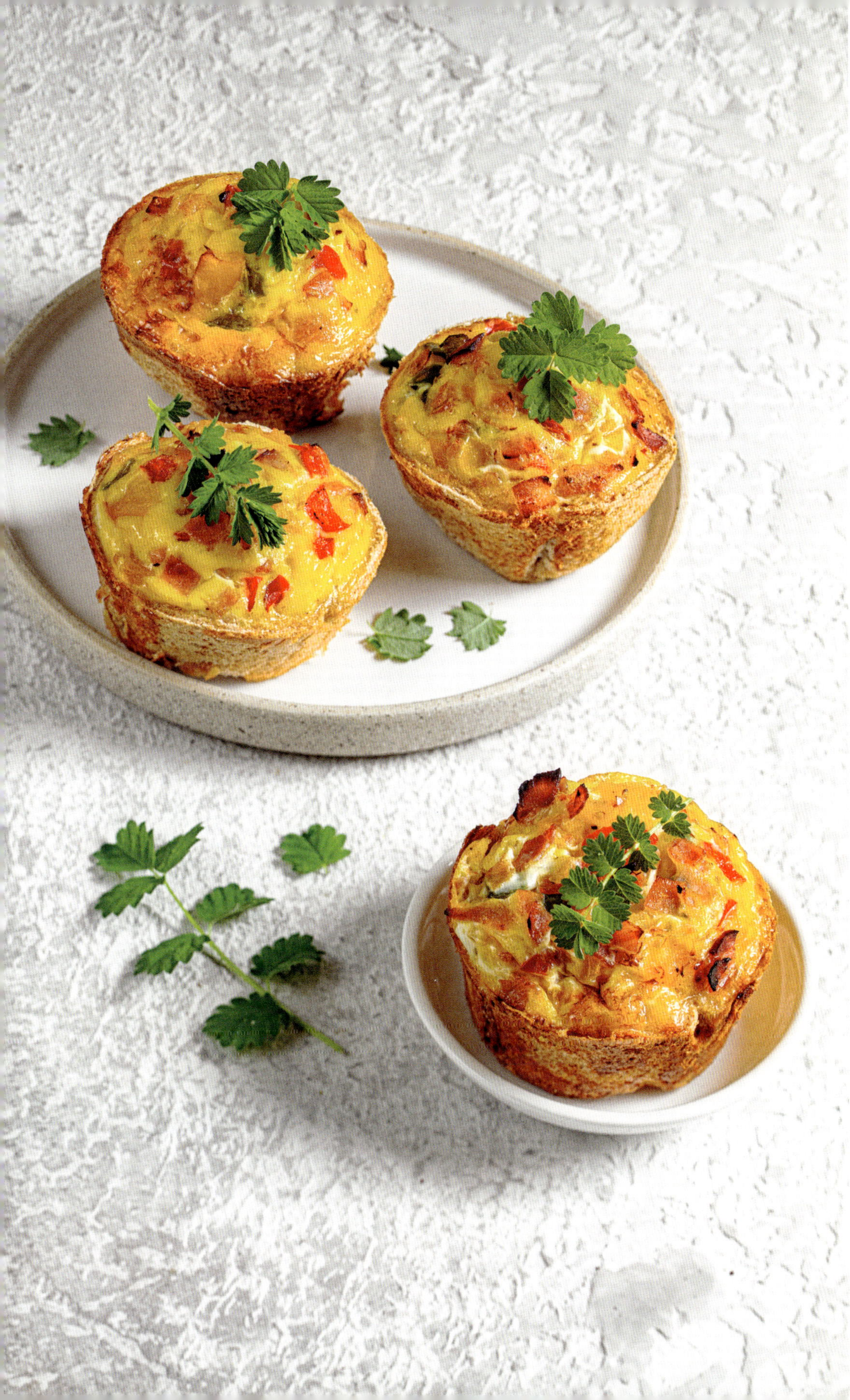

Frühling | **Sommer** | Herbst | Winter

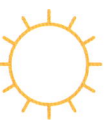

Schafkäse-Topfen-Aufstrich

ZUTATEN
für 4 Portionen

½ Salatgurke
Salz
50 g Schafkäse (in Salzlake)
2–3 EL Joghurt
250 g Magertopfen
1 Knoblauchzehe
je 1 Prise Pfeffer, Chilipulver und Paprikapulver
2 EL gemischte gehackte frische Kräuter (z. B. Schnittlauch, Petersilie, Kerbel, Salbei)

Zunächst die Gurke fein raspeln, leicht salzen und kurz ziehen lassen.

Den Schafkäse mit Joghurt in eine Schüssel geben und beides mit dem Stabmixer fein pürieren. Den Topfen hinzugeben und glatt unterrühren. Je nach gewünschter Konsistenz eventuell noch etwas mehr Joghurt dazugeben.

Den Knoblauch schälen und durch die Presse zum Aufstrich drücken. Die Gurke ausdrücken und ebenfalls hinzugeben.

Die Gewürze und Kräuter hinzugeben und alles gut verrühren. Den fertigen Aufstrich mit Vollkornbrot und Gemüsesticks genießen.

Sommer-Terrine mit Schaffrischkäse und Ofentomaten

ZUTATEN
für 4–6 Portionen
(Terrinenform à 750 ml)

FÜR DIE TERRINE:
5 Blatt Gelatine
200 g Schaffrischkäse
200 g Magertopfen
250 ml Buttermilch

FÜR DIE OFENTOMATEN:
12 Tomaten
1 Knoblauchzehe
2 EL Raps- oder Olivenöl
2 EL gehackte frische Kräuter
   (z. B. Thymian, Oregano, Basilikum)
Salz
Pfeffer

Für die Terrine die Gelatine nach Packungsanleitung in kaltem Wasser einweichen.

Den Schaffrischkäse mit dem Topfen in einer Schüssel pürieren.

Einige Löffel Buttermilch erwärmen, die eingeweichte, ausgedrückte Gelatine unter ständigem Rühren darin auflösen. Die restliche Buttermilch hinzufügen und dabei kräftig rühren, damit keine Klümpchen entstehen.

Die Gelatine-Buttermilch-Mischung unter die Schaffrischkäse-Topfen-Mischung rühren, mit Salz und Pfeffer abschmecken.

Eine Terrinenform mit Frischhaltefolie auslegen. Die Masse einfüllen und mindestens 3 Stunden kühl stellen.

Für die Ofentomaten die Stielansätze der Tomaten entfernen und auf der gegenüberliegenden Seite kreuzweise einschneiden. Für 30 Sekunden in kochendes Wasser geben, dann abgießen, etwas abkühlen lassen und die Tomaten häuten, vierteln und entkernen. In eine Schüssel geben.

Den Knoblauch schälen und zu den Tomaten pressen, dann Öl, Kräuter, etwas Salz und Pfeffer hinzugeben. Alles vermengen und anschließend auf einem mit Backpapier belegten Backblech verteilen.

Das Backrohr auf 180 °C vorheizen und die Tomaten etwa 20 Minuten garen. Herausnehmen und am besten lauwarm mit der Terrine servieren.

Sommerliche Gemüse-Teigtaschen

ZUTATEN
für 20–30 Teigtaschen

FÜR DEN TEIG:
200 g Weizenmehl (Type W480)
200 g Weizenvollkornmehl
2 Pkg. Backpulver
250–300 ml Buttermilch
Salz
1 EL gehackter frischer Rosmarin

FÜR DIE FÜLLUNG:
1 kleine Zucchini
1 kleine Melanzani
2 EL Rapsöl
1 Knoblauchzehe
ca. 2 EL gehackte frische Sommerkräuter nach Geschmack (z. B. Rosmarin, Thymian, Oregano, Basilikum)
Salz
Pfeffer

AUSSERDEM:
Mehl für die Arbeitsfläche
1 Ei zum Bestreichen

VIDEO:

Für den Teig alle Zutaten mit dem Knethaken der Küchenmaschine (oder dem Handmixer) oder mit den Händen zu einem glatten Teig verkneten. Zunächst nur 250 ml Buttermilch zugeben und je nach Konsistenz die restliche Buttermilch ebenfalls verwenden. Den Teig bis zur weiteren Verwendung gut verschlossen in den Kühlschrank geben.

Zucchini und Melanzani für die Füllung waschen und sehr klein würfeln. Das Rapsöl in eine Pfanne geben und die Gemüsewürfel darin unter Rühren ca. 10 Minuten braten.

Die Knoblauchzehe schälen und sehr fein hacken. Mit Kräutern, Salz und Pfeffer zum Gemüse geben und die Mischung etwas auskühlen lassen.

Das Backrohr auf 180 °C vorheizen. Den Teig aus dem Kühlschrank nehmen und auf einer gut bemehlten Arbeitsfläche mit einem Nudelholz ca. 0,5 cm dick ausrollen.

Mit einem Glas Kreise (ca. 7 cm Durchmesser) ausstechen und in die Mitte je ca. 1 Teelöffel vom Zucchini-Melanzani-Gemüse geben. Den halben Rand leicht mit etwas Wasser bestreichen und den Teig über die Füllung zu einem Halbkreis zusammenklappen. Den Rand mit einer Gabel festdrücken.

Die Teigtaschen auf ein mit Backpapier belegtes Backblech legen und noch einmal ca. 30 Minuten rasten lassen. Das Ei zum Bestreichen verquirlen und die Teigtaschen damit bepinseln. In ca. 20 Minuten goldbraun backen.

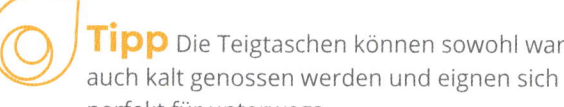

Tipp Die Teigtaschen können sowohl warm als auch kalt genossen werden und eignen sich daher auch perfekt für unterwegs.

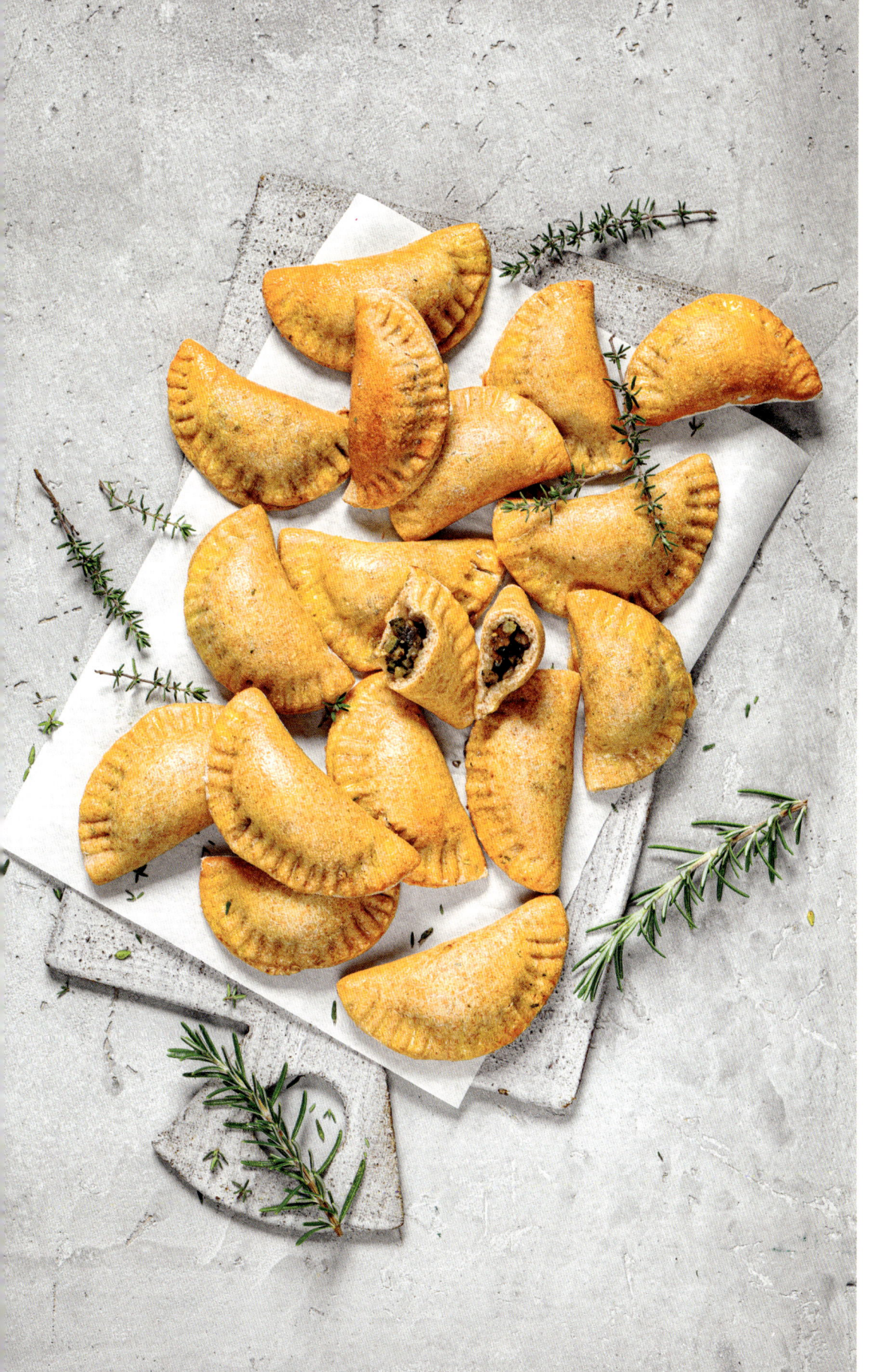

Bulgursalat

ZUTATEN
für 4 Portionen

100 g Bulgur
200 ml Wasser
400 g feste Tomaten
50 g frische glatte Petersilie
20 g frische Minze
4 Frühlingszwiebeln
1 EL Rapsöl
1 Zitrone
Salz
Pfeffer

Den Bulgur mit Wasser in einen Topf geben. Aufkochen, dann den Deckel auflegen. Bei geringer Hitze ca. 10 Minuten quellen lassen, bis der Bulgur das Wasser komplett aufgenommen hat.

Bulgur in eine große Salatschüssel geben und abkühlen lassen.

Die Tomaten in kleine Würfel schneiden, die Kräuter hacken.

Die Frühlingszwiebeln putzen und in sehr feine Ringe schneiden. Mit Tomaten und Kräutern zum abgekühlten Bulgur geben.

Das Rapsöl über den Salat träufeln. Die Zitrone auspressen. Den Salat mit Zitronensaft, Salz und Pfeffer abschmecken.

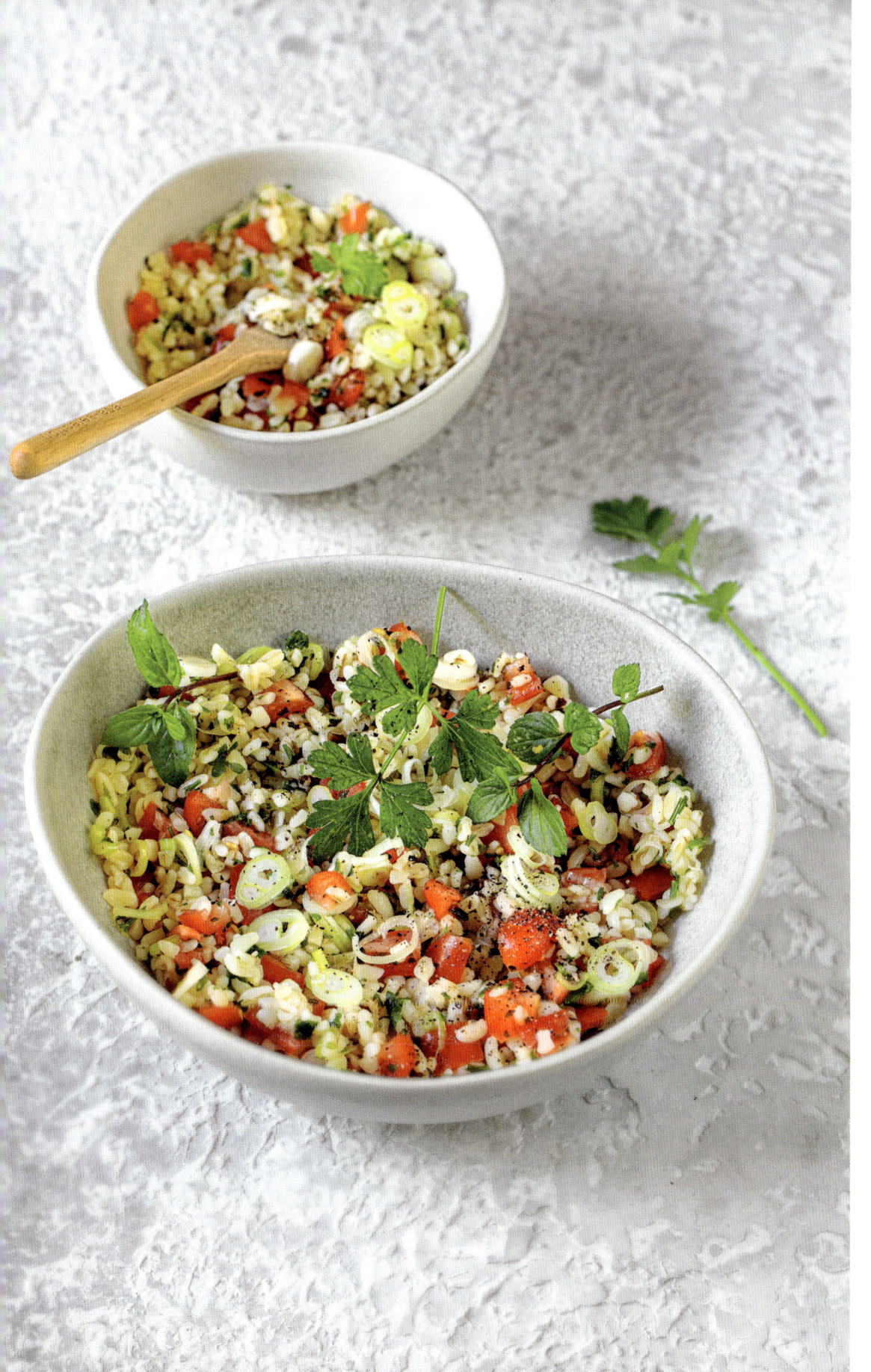

Rote-Linsen-Nudelauflauf

ZUTATEN

für 6 Portionen

1 Pkg. Suppengemüse
  (ca. 3 Karotten, 1 Stück Sellerie,
  1 Stange Lauch, 1 Petersilienwurzel)
1 kleine Zucchini
1 Paprika (rot)
2 Zwiebeln
2 Knoblauchzehen
1 EL Olivenöl
1 Flasche passierte Tomaten
  (Füllmenge 500 ml)
1 Dose gewürfelte Tomaten
  (Füllmenge 425 ml)
300 g rote Linsen
2–3 EL gehackte frische Kräuter nach
  Wunsch (z. B. Petersilie, Basilikum,
  Thymian, Oregano, Majoran)
1 Glas Pesto Rosso
  (Füllmenge 190 g)
1 TL klare Gemüsesuppe
Salz, Pfeffer
350 g Vollkornhartweizenteigwaren
  nach Wunsch (z. B. Penne, Fusilli,
  Makkaroni)

FÜR DIE BÉCHAMELSAUCE:

35 g Butter, 35 g Mehl
250 ml Milch
ca. 250 ml Wasser
1 Prise gemahlene Muskatnuss
1 Prise klare Gemüsesuppe
Salz, Pfeffer

AUSSERDEM:

Fett für die Auflaufform
100 g Käse zum Überbacken
  nach Wunsch (z. B. Cheddar
  oder Mozzarella)

Gemüse putzen bzw. schälen, klein hacken oder reiben. Den Knoblauch schälen und fein hacken.

Zwiebeln, Lauch und Knoblauchzehen im erhitzten Olivenöl glasig anbraten. Paprika und Zucchini zufügen und kurz mitbraten.

Passierte und gewürfelte Tomaten zufügen, alles aufkochen, dann das restliche Gemüse, die Linsen und die Kräuter unterrühren.

Die Linsensauce 20–30 Minuten bei kleiner Hitze köcheln lassen und gelegentlich umrühren. Die Sauce mit Pesto Rosso, klarer Gemüsesuppe, Salz und Pfeffer abschmecken.

Inzwischen die Teigwaren nach Packungsangabe in kochendem, leicht gesalzenem Wasser bissfest kochen. Dann abgießen.

Für die Béchamelsauce die Butter in einem Topf zerlassen. Das Mehl darüberstreuen und unter Rühren leicht bräunen lassen. Portionsweise die Milch und das Wasser zugeben, dabei mit einem Schneebesen kräftig rühren.

Die Mischung unter Rühren aufkochen und einige Minuten köcheln lassen, bis die Sauce schön angedickt ist. Zum Schluss würzen und abschmecken.

Das Backrohr auf 200 °C Ober-/Unterhitze vorheizen. Eine Auflaufform einfetten.

Die gekochten Teigwaren mit der Linsensauce vermengen. Abwechselnd Nudelmischung und Béchamelsauce in die gefettete Auflaufform füllen. Mit der Béchamelsauce abschließen. Den Käse reiben und darüberstreuen. Ca. 40 Minuten goldgelb backen.

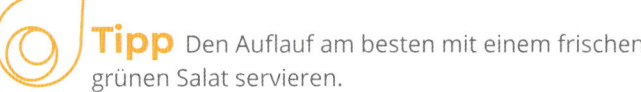 **Tipp** Den Auflauf am besten mit einem frischen, grünen Salat servieren.

Quinoa-Topfenlaibchen mit Sommersalat

ZUTATEN
für 4 Portionen
(ca. 10 Laibchen)

FÜR DIE TOPFEN-LAIBCHEN:
200 g Quinoa
100 g gemischtes Gemüse nach Wunsch (z. B. Karotte, Petersilienwurzel, Frühlingszwiebel)
Salz
2 mehlige Erdäpfel (gekocht und gepresst)
125 g Topfen (20 % F. i. Tr.)
1 Ei
1 Knoblauchzehe
je 1 Prise gemahlene Muskatnuss und gemahlener Kümmel
1 TL Majoran (getrocknet)
Pfeffer
1 EL Rapsöl zum Braten

FÜR DEN SALAT:
300 g Blattsalat (bunt gemischt)
12 Cocktailtomaten
1 rote Zwiebel
1 Paprika

FÜR DIE MARINADE:
1 Knoblauchzehe
70 ml Wasser
1 EL Lein- oder Rapsöl
1 EL Apfelessig
½ TL Feinkristallzucker
1 Prise Salz
1 TL Senf
Pfeffer

Quinoa in einem Sieb mit heißem Wasser waschen, um Bitterstoffe zu entfernen. Mit 2 Liter Wasser in einen Topf geben. Aufkochen und 12 Minuten köcheln lassen. Dann in ein Sieb abgießen. Wieder in den Topf schütten und mit Deckel weitere 10 Minuten in der Restfeuchte ausquellen lassen.

Das Gemüse bei Bedarf schälen und in Julienne (streichholzdicke Stifte) schneiden. In wenig kochendem, leicht gesalzenem Wasser ca. 2 Minuten gar kochen. Dann abgießen und abtropfen lassen.

Den Salat waschen, trocken schleudern und bei Bedarf kleiner zupfen. Von den Tomaten die Stielansätze entfernen und die Tomaten halbieren. Die Zwiebel schälen, halbieren und in feine Streifen schneiden. Paprika würfeln.

Quinoa, Erdäpfel, Gemüse, Topfen, Ei, gepressten Knoblauch und Gewürze zu einer Masse verrühren. Runde Laibchen formen und in einer beschichteten Pfanne im heißen Öl von beiden Seiten goldbraun braten.

Für die Marinade den Knoblauch schälen und mit allen weiteren Zutaten in einen Mixbecher geben. Mit dem Stabmixer pürieren und den Salat damit anmachen.

Die Laibchen mit dem Salat anrichten und servieren.

Zucchini mit Dinkelreis-Käsefüllung und Joghurt-Kräuter-Dip

ZUTATEN
für 4 Portionen

FÜR DIE ZUCCHINI:
150 g Dinkelreis
300 ml Wasser
2 kleine Zucchini
1 Karotte
1 gelbe Rübe
1 Petersilienwurzel
Salz
1 Zwiebel
1–2 Knoblauchzehen
1 EL Rapsöl
80 g Gouda
1 Ei
20 g Magertopfen
20 g Joghurt
Majoran
Pfeffer

FÜR DEN JOGHURT-KRÄUTER-DIP:
200 g Naturjoghurt
50 g Magertopfen
1 Knoblauchzehe
ca. 2 EL gehackte frische
   Kräuter nach Wunsch
   (z. B. Thymian, Rosmarin,
   Basilikum, Oregano)
Salz
Pfeffer

Den Dinkelreis mit Wasser in einen Topf geben. Aufkochen und bei kleiner Hitze ca. 30 Minuten weich dünsten.

Die Zucchini der Länge nach halbieren und vorsichtig mit einem Löffel aushöhlen, das Fruchtfleisch für die Füllung aufheben.

Karotte, gelbe Rübe und Petersilienwurzel schälen, klein würfeln und in wenig leicht gesalzenem Wasser bissfest dünsten.

Zwiebel und Knoblauch schälen, fein hacken und im Rapsöl glasig anschwitzen. Den Käse reiben.

Dinkelreis, Wurzelgemüse, Zwiebel und Knoblauch, die Hälfte des Käses, Ei, Zucchinifruchtfleisch, Topfen und Joghurt vermengen. Die Mischung mit Majoran, Pfeffer und Salz abschmecken und in die ausgehöhlten Zucchini füllen.

Das Backrohr auf 180 °C vorheizen. Die gefüllten Zucchini in eine Auflaufform geben und mit dem restlichen Käse bestreuen, etwas Wasser in die Form zugeben und ca. 30 Minuten backen.

Für den Dip Joghurt und Topfen glatt rühren. Knoblauchzehe schälen und durch eine Presse drücken. Die Kräuter unterrühren und den Dip mit Salz und Pfeffer abschmecken.

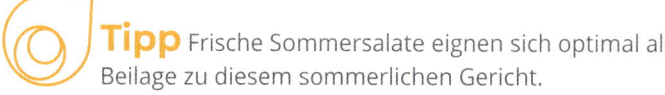

Tipp Frische Sommersalate eignen sich optimal als Beilage zu diesem sommerlichen Gericht.

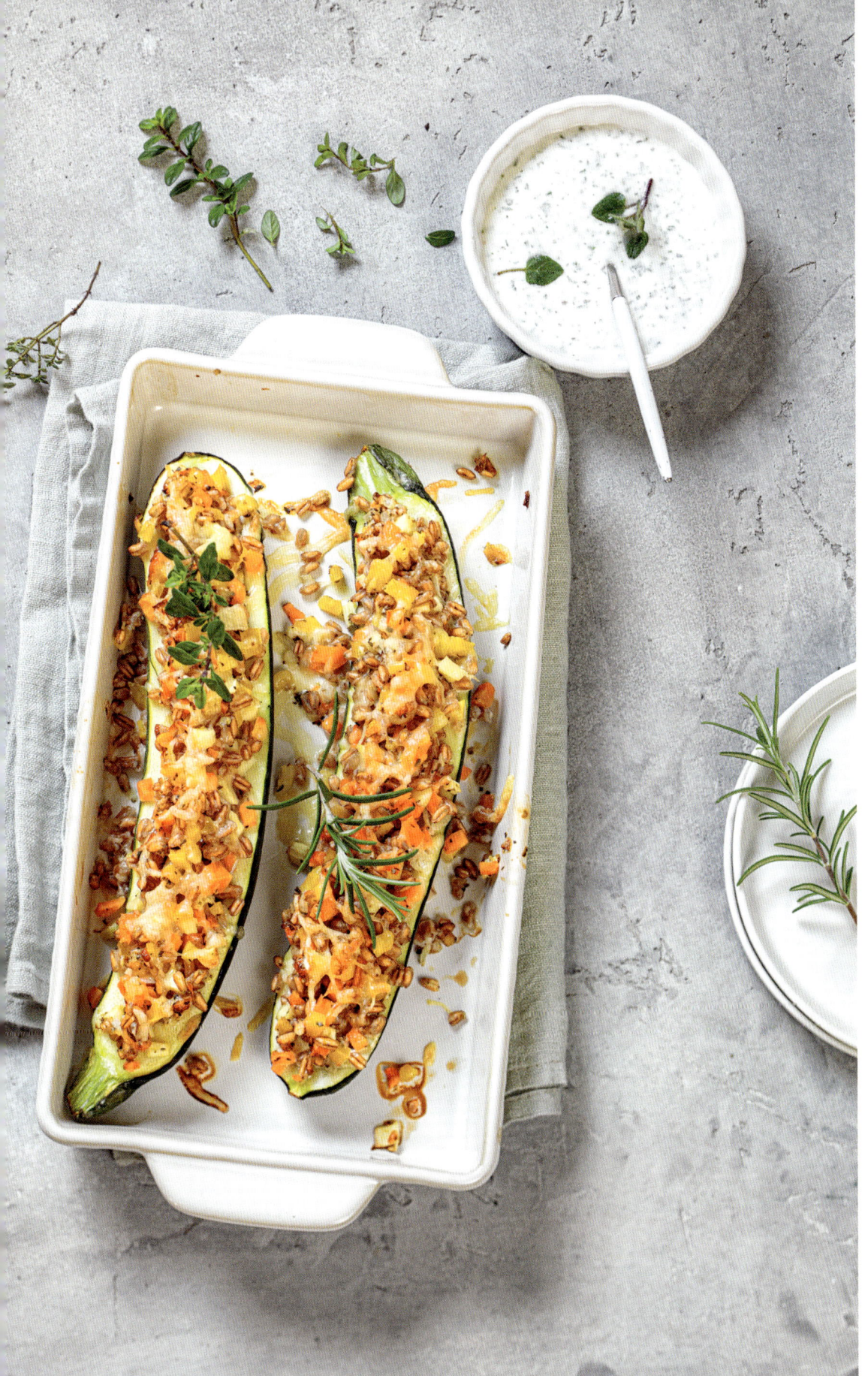

Gemüse-Flammkuchen

ZUTATEN
für 2 Flammkuchen

FÜR DEN TEIG:
150 g Weizenvollkornmehl
50 g Weizenmehl (Type W480)
2 EL Rapsöl
½ TL Salz
125 ml Wasser

FÜR DEN BELAG:
150 ml Sauerrahm
Salz
Pfeffer
1 TL getrocknete Kräuter nach Wunsch (z. B. Kräuter der Provence)
1 Frühlingszwiebel
1 kleine rote Zwiebel
1 Paprika (rot)
½ Zucchini

AUSSERDEM:
Mehl für die Arbeitsfläche
getrocknete Kräuter zum Bestreuen nach Belieben

Für den Teig alle Zutaten in eine Schüssel geben. Mit den Knethaken des Handmixers gut vermengen, dann abgedeckt für ca. 15 Minuten im Kühlschrank rasten lassen. Das Backrohr auf ca. 200 °C vorheizen.

Für den Belag den Sauerrahm in einer Schüssel mit Salz, Pfeffer und Kräutern verrühren. Die Frühlingszwiebel und die rote Zwiebel in feine Ringe schneiden. Paprika in Streifen und Zucchini in dünne Scheiben schneiden.

Den Teig mithilfe eines Nudelholzes auf etwas Mehl zu zwei dünnen Fladen ausrollen und auf ein mit Backpapier belegtes Backblech geben.

Die Fladen mit dem Sauerrahm bestreichen und mit dem geschnittenen Gemüse belegen. Nach Belieben mit getrockneten Kräutern bestreuen. Für ca. 12 Minuten im vorgeheizten Backrohr backen.

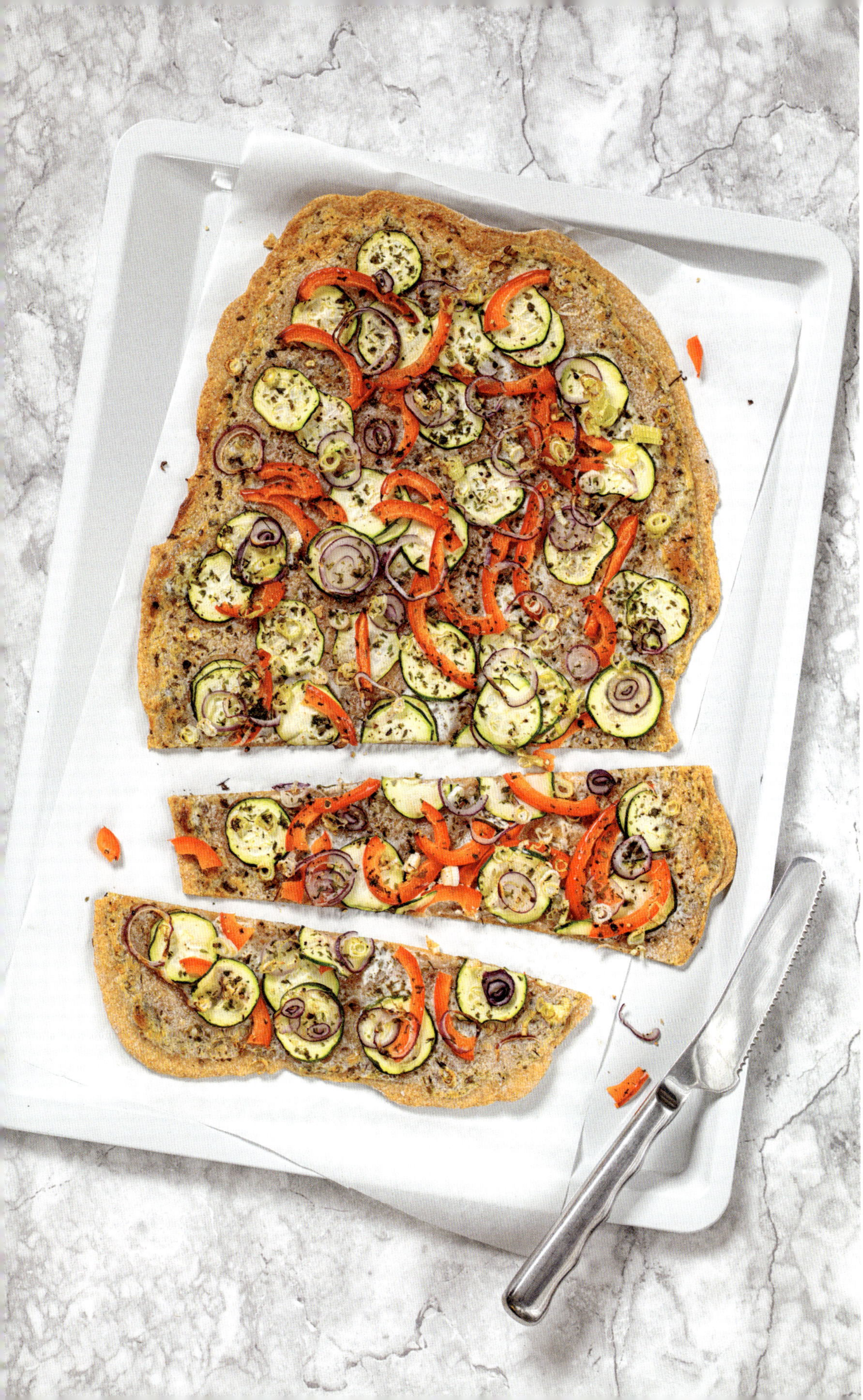

Frühling | **Sommer** | Herbst | Winter

Gebratene Forelle mit Zucchini-Schafkäse-Gratin

ZUTATEN
für 4 Portionen

FÜR DAS GRATIN:
1 Zucchini (250 g)
3 große Tomaten (250 g)
Salz
Pfeffer
1 EL Rapsöl
ca. 3 EL fein gehackte frische Kräuter (z. B. Thymian, Rosmarin und Oregano, alternativ getrocknete Kräuter nach Wunsch)
50 g Schafkäse (in Salzlake)
75 g Magertopfen

FÜR DEN FISCH:
4 Forellenfilets à 150–200 g (alternativ andere Fischfilets)
Salz
Pfeffer
2 EL Rapsöl
ca. 2 EL gehackte frische Kräuter (z. B. Thymian, Rosmarin und Oregano, alternativ getrocknete Kräuter nach Wunsch)

AUSSERDEM:
Rapsöl zum Einfetten
Basilikumblätter zum Garnieren

Das Backrohr auf 180 °C vorheizen. Eine Auflaufform mit Öl auspinseln. Für das Gratin Zucchini und Tomaten in ca. 0,5 cm dicke Scheiben schneiden. Abwechselnd in die Form schichten, dann salzen und pfeffern. Die Hälfte der Kräuter darüberstreuen.

Schafkäse und Topfen vermengen, salzen, pfeffern und die restlichen gehackten Kräuter untermischen. Die Mischung locker auf dem Gemüse verteilen und ca. 35 Minuten backen.

Die Fischfilets waschen und trocken tupfen. Mit Salz und Pfeffer würzen.

Rapsöl in einer beschichteten Pfanne erhitzen und die Filets auf beiden Seiten je nach Dicke ca. 3 Minuten gar braten. Zum Schluss mit Kräutern bestreuen und kurz mitbraten.

Gratin mit Fischfilets auf Tellern anrichten und mit Basilikumblättern garniert servieren.

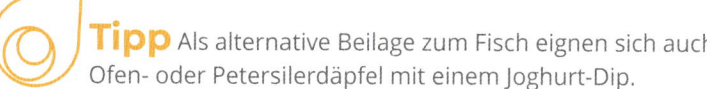 **Tipp** Als alternative Beilage zum Fisch eignen sich auch Ofen- oder Petersilerdäpfel mit einem Joghurt-Dip.

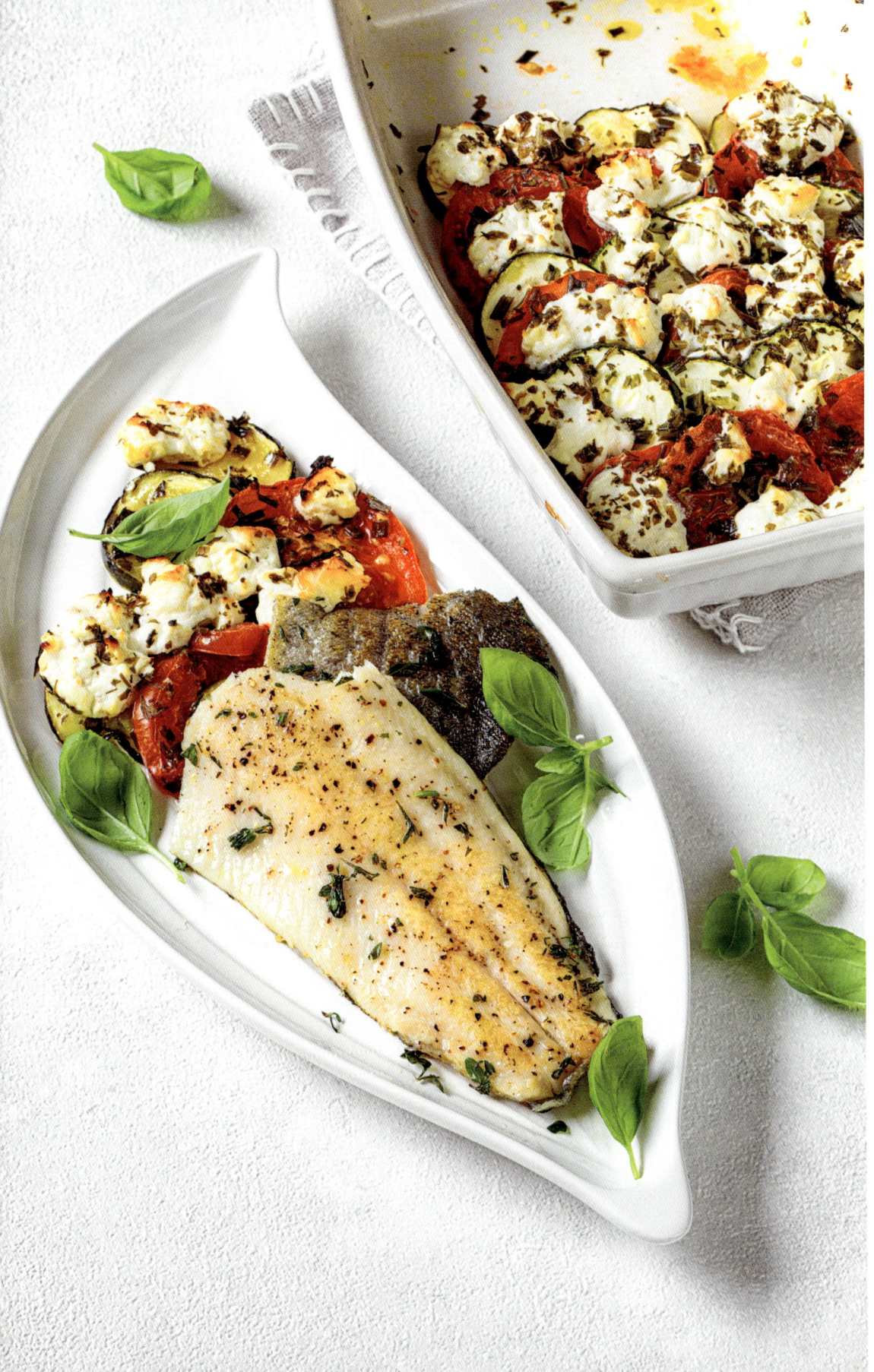

Frühling | **Sommer** | Herbst | Winter

Melanzani-Couscous-Röllchen auf Tomatenragout

ZUTATEN
für 4 Portionen

MELANZANI-COUSCOUS-RÖLLCHEN:
2 große Melanzani
Pfeffer
Salz
4 EL Rapsöl
1 Karotte
1 gelbe Rübe
1 Zwiebel
1 Knoblauchzehe
120 g Couscous
250 ml Wasser
50 g Gouda
1 Ei
2 EL gehackte frische glatte oder krause Petersilie
je ca. 1 EL gehackten frischen Thymian und Oregano (alternativ je 1 TL getrocknete Kräuter)
150 ml klare Gemüsesuppe

FÜR DAS TOMATENRAGOUT:
600 g Tomaten
1 Zwiebel
1 EL Rapsöl
1 TL Feinkristallzucker
je ca. 1 EL gehackter frischer Thymian und Oregano (alternativ je 1 TL getrocknete Kräuter)
Salz, Pfeffer
2 EL Sonnenblumenkerne

AUSSERDEM:
Rapsöl zum Einfetten

Die Melanzani der Länge nach in ca. 4 mm dicke Scheiben schneiden. Mit Salz und Pfeffer würzen und nach und nach in wenig Öl in einer beschichteten Pfanne beidseitig braten. Zur Seite stellen.

Karotte und gelbe Rübe schälen und reiben, Zwiebel und Knoblauch schälen und fein hacken. Zwiebel, Knoblauch und Gemüse im restlichen Rapsöl braten.

Couscous in einen Topf geben. Das Wasser aufkochen und dazugießen. Zudecken und Couscous ca. 10 Minuten quellen lassen. Den Käse reiben.

Die angebratene Zwiebel-Gemüse-Mischung, Käse, Ei und gehackte Petersilie unter den Couscous rühren und mit Oregano, Thymian, Salz und Pfeffer würzen.

Das Backrohr auf 170 °C vorheizen. Eine Auflaufform einfetten. Die Couscous-Masse auf den Melanzani-Scheiben verteilen, einrollen, in die Auflaufform legen und die Gemüsesuppe zugießen. Ca. 20 Minuten backen.

Für das Tomatenragout die Tomaten würfeln. Die Zwiebel schälen und fein hacken. Im Rapsöl glasig anschwitzen. Tomatenwürfel zugeben und ca. 15 Minuten unter Rühren köcheln lassen.

Am Ende der Garzeit mit etwas Zucker, Oregano, Thymian, Salz und Pfeffer abschmecken.

Die Sonnenblumenkerne in einer Pfanne ohne Fett anrösten und über das Tomatenragout streuen. Zusammen mit den Melanzani-Röllchen servieren.

VIDEO:

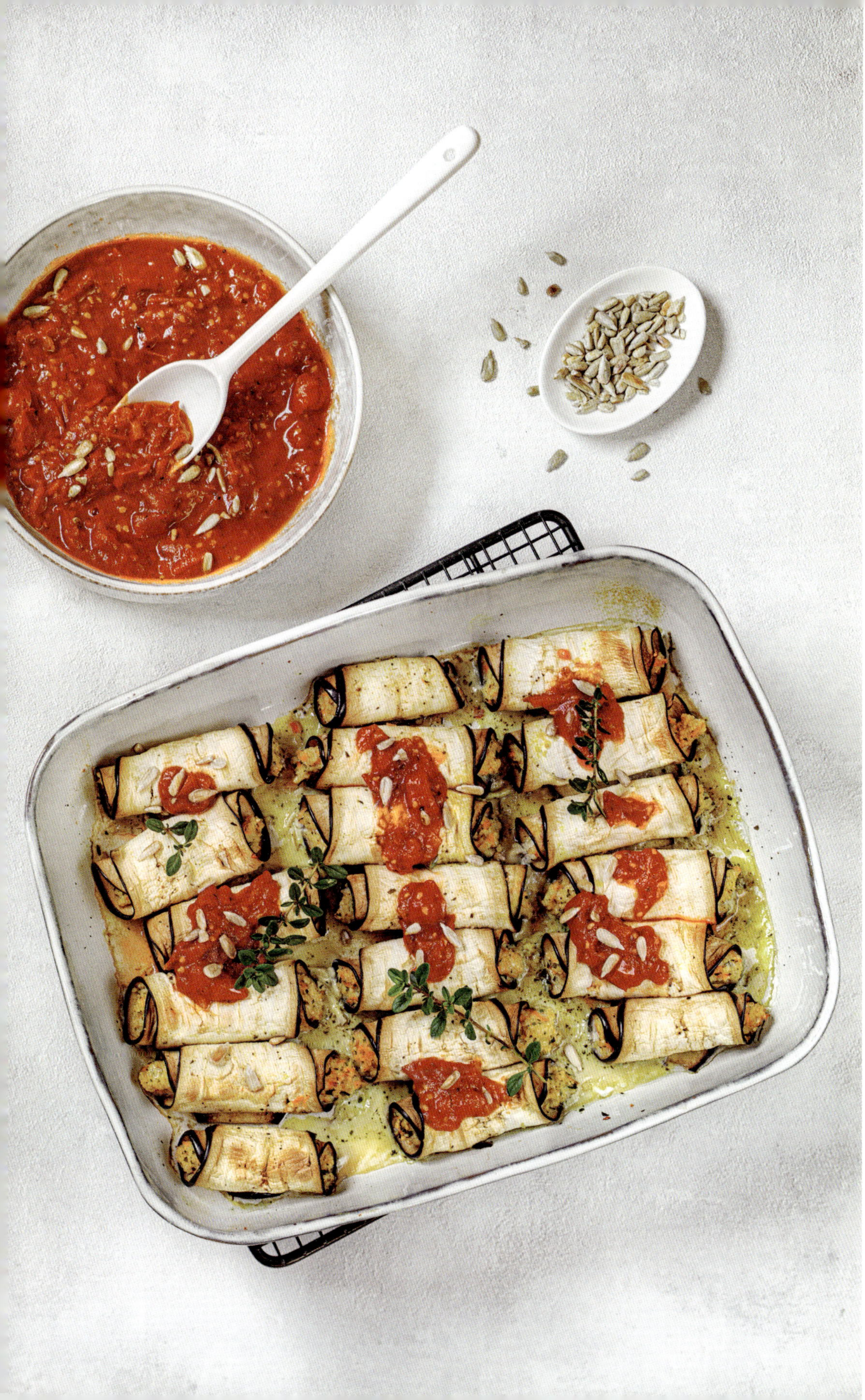

Frühling | **Sommer** | Herbst | Winter

Italienischer Nudelsalat

ZUTATEN

für 4 Portionen

150 g Vollkorn-Hartweizen-
  teigwaren nach Wunsch
  (z. B. Fusilli oder Farfalle)
Salz
3 EL Balsamicoessig
150–200 g Fetakäse
½–1 Salatgurke
1 Paprika (rot)
2–3 gegrillte Paprikafilets
  (aus dem Glas)
2–3 getrocknete Tomaten
  (in Öl)
1–2 EL Pinienkerne
1 Dose Kidneybohnen
  (250 g Abtropfgewicht)
1 Pkg. Rucola
Pfeffer

AUSSERDEM:
gehackte frische Kräuter
  nach Wunsch
  (z. B. Schnittlauch, Oregano,
  Petersilie, Basilikum)

Die Teigwaren nach Packungsangabe in ausreichend leicht gesalzenem Wasser bissfest kochen, kurz abspülen und noch warm in einer Schüssel mit dem Essig mischen.

Fetakäse, Salatgurke, frischen und gegrillten Paprika und Tomaten in kleine Stücke schneiden. Die Pinienkerne in einer Pfanne ohne Fett goldbraun rösten. Die Kidneybohnen in ein Sieb geben, abspülen und abtropfen lassen.

Alle Zutaten, außer den Rucolablättern, mit den Teigwaren vermischen und für mindestens 6 Stunden abgedeckt im Kühlschrank ziehen lassen.

Vor dem Servieren den Rucola und die Kräuter unterheben und den Salat mit Salz, Pfeffer und eventuell mehr Essig abschmecken.

 Hinweis Gekochte stärkereiche Speisen (zum Beispiel Teigwaren, Reis und Erdäpfel), die für mindestens 6 Stunden im Kühlschrank aufbewahrt werden, enthalten resistente Stärke. Diese begünstigt, ähnlich wie Ballaststoffe, unsere Darmgesundheit und wirkt sich positiv auf den Blutzuckerspiegel aus.

Puten-Gemüse-Pfanne mit Feta

ZUTATEN

für 4 Portionen

1 Zwiebel
2 Knoblauchzehen
3 Paprikaschoten
  (grün, gelb, rot)
1 Zucchini
450 g Putenschnitzel
2 EL Rapsöl
1 TL Paprikapulver (edelsüß)
Pfeffer
3 EL Tomatenmark
300 ml klare Gemüsesuppe
200 g Fetakäse
Salz

Zwiebel und Knoblauch schälen. Zwiebel fein hacken. Knoblauch durch die Presse drücken. Paprikaschoten und Zucchini putzen und würfeln.

Die Putenschnitzel in mundgerechte Stücke schneiden und in Rapsöl goldbraun anbraten. Zwiebelwürfel, gepressten Knoblauch, Paprikapulver und etwas Pfeffer zugeben. Unter Rühren kurz mitbraten.

Das Tomatenmark und das Gemüse hinzugeben und alles etwa 3 Minuten weiterbraten. Nun mit der Gemüsesuppe ablöschen.

Die Mischung aufkochen und bei mittlerer Hitze zugedeckt ca. 10 Minuten köcheln lassen. Den Feta würfeln und dazugeben. Weitere 10 Minuten köcheln lassen, dabei immer wieder umrühren.

Wenn sich der Feta aufgelöst hat, nochmals mit Paprikapulver, Pfeffer und eventuell Salz abschmecken. (Salz ist wahrscheinlich nicht notwendig, da die Gemüsesuppe und der Feta salzig genug sind). Mit Reis servieren.

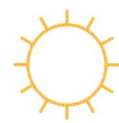

 Tipp Beim Gemüse können Sie variieren. Auch eine klein gewürfelte Melanzani oder eine Handvoll Kirschtomaten schmecken in der Putenpfanne. Nach Belieben können Sie auch frische Thymianblätter unterrühren.

Gebratene Hühnerbrust mit cremigem Kohlrabigemüse und Petersilerdäpfeln

ZUTATEN
für 4 Portionen

FÜR DIE HÜHNERBRUST:
600 g Hühnerbrustfilet
2 EL Rapsöl
1 EL gehackter frischer Rosmarin
2 EL gehackte frische Kräuter nach Wunsch (z. B. Petersilie, Oregano und Thymian)
Salz

FÜR DIE PETERSILERDÄPFEL:
800 g Erdäpfel
1 EL Rapsöl
2 EL gehackte frische Petersilie (glatte oder krause nach Wunsch)
Salz

FÜR DAS KOHLRABIGEMÜSE:
1 Zwiebel
1 Knoblauchzehe
400 g Kohlrabi
2 EL Rapsöl
200 ml klare Gemüsesuppe
1 Schuss Hesperidenessig
1 Prise gemahlene Muskatnuss
Pfeffer
1 TL gehackter frischer Thymian (alternativ getrockneter)
1 EL Sauerrahm
20 g Dinkelvollkornmehl
200 ml Milch
Salz

AUSSERDEM:
Rapsöl für die Auflaufform

Die Hühnerbrust abspülen und trocken tupfen. Die Kräuter mit dem Rapsöl und etwas Salz vermengen. Die Hühnerbrust damit bedecken. Abgedeckt etwa 2 Stunden im Kühlschrank ziehen lassen.

Das Backrohr auf 200 °C vorheizen. Die Hühnerbrust in eine kleine, eingefettete Auflaufform geben und abgedeckt ca. 35 Minuten garen, bis sie durch ist.

In der Zwischenzeit die Erdäpfel gar kochen. Für das Kohlrabigemüse die Zwiebel schälen und fein hacken. Den Knoblauch schälen und durch eine Presse drücken. Kohlrabi schälen und in feine Stifte schneiden.

Das Rapsöl in einem Topf erhitzen und die Zwiebel darin anschwitzen. Kohlrabi hinzufügen, den Knoblauch unterrühren und mit der Suppe aufgießen. Essig, Muskatnuss, Pfeffer und Thymian unterrühren und den Kohlrabi ca. 10 Minuten bissfest garen.

Sauerrahm mit Dinkelvollkornmehl und kalter Milch glatt rühren. Zum Gemüse gießen, alles aufkochen und kurz andicken lassen. Zum Schluss mit Salz abschmecken.

Die Erdäpfel abgießen, ausdämpfen lassen und schälen. Das Rapsöl in einer Pfanne erhitzen und die Erdäpfel darin mit Petersilie und etwas Salz wenden.

Die Hühnerbrust aufschneiden und mit cremigem Kohlrabigemüse und Petersilerdäpfeln servieren.

Zucchinikuchen

Frühling | **Sommer** | Herbst | Winter

ZUTATEN
für 20 Stücke (1 Blech)

360 g Zucchini
6 Eier
200 g Feinkristallzucker
100 g Dinkelvollkornmehl
1 Pkg. Backpulver
Zimt
360 g geriebene Haselnüsse

AUSSERDEM:
70 g dunkle Schokolade
zum Verzieren

VIDEO:

Die Zucchini fein reiben und bis zur weiteren Verwendung rasten lassen.

Die Eier mit Zucker in eine Schüssel geben. Mit dem Handmixer schaumig quirlen.

Das Dinkelvollkornmehl mit dem Backpulver mischen. Zimt und Haselnüsse unterrühren, dann diese Mischung unter die Ei-Zucker-Masse heben.

Das Backrohr auf 180 °C vorheizen. Ein Backblech mit Backpapier belegen. Die Zucchini mit beiden Händen ausdrücken und unter den Teig heben. Den Teig auf dem Backblech verteilen, glatt streichen und ca. 30 Minuten backen. Nach einer Nadelprobe heraus nehmen und abkühlen lassen.

Zum Verzieren die Schokolade hacken und über einem Wasserbad zerlassen. Über den abgekühlten Kuchen träufeln und aushärten lassen.

Käsekuchen mit Heidel- und Himbeeren

ZUTATEN
für 16 Stücke
(Kastenform 25 cm)

FÜR DEN TEIG:
150 g Weizenmehl (Type W480)
20 g Backkakao
2 EL Feinkristallzucker
1 Prise Salz
1 Ei
75 g zimmerwarme Butter

FÜR DIE FÜLLUNG:
300 g Magertopfen
200 g Ricotta
75 g Feinkristallzucker
1 TL Vanille-Extrakt
2 EL Speisestärke
2 Eier
250 g Heidel- und Himbeeren

AUSSERDEM:
Butter für die Form
Mehl für die Form und die Arbeitsfläche
Staubzucker zum Bestäuben

Für den Teig alle Zutaten in eine Schüssel geben und mit dem Knethaken der Küchenmaschine oder mit den Händen zu einem glatten Teig verkneten. In einer verschlossenen Dose für ca. 1 Stunde im Kühlschrank lagern.

Eine Kastenform mit Butter einfetten und mit Mehl bestäuben. Nach der Kühlzeit ca. ¼ des Teiges abnehmen und in den Kühlschrank zurücklegen. Den restlichen Teig auf einer leicht bemehlten Arbeitsfläche zu einem Rechteck (ca. 15 × 29 cm) ausrollen und in die Kastenform legen. Den Teig gut andrücken (Boden und Ränder) und abgedeckt weitere ca. 30 Minuten kühl stellen.

Das Backrohr auf 200 °C Ober-/Unterhitze vorheizen. Für die Füllung alle Zutaten, bis auf die Beeren, in eine Schüssel geben und mit einem Schneebesen zu einer cremigen Masse verrühren.

Die Creme in die mit Teig ausgelegte Form füllen und gleichmäßig verteilen. Die Beeren auf der Creme verteilen. Den restlichen Teig aus dem Kühlschrank nehmen, in kleine Stücke zupfen und auf dem Kuchen verteilen.

Den Kuchen für etwa 1 Stunde backen. Nach einer Nadelprobe herausnehmen und in der Form auf einem Kuchengitter komplett abkühlen lassen. Erst dann aus der Form nehmen und mit Staubzucker bestreuen.

Topfen-Kirschknödel mit Haferflocken-Vollkornbröseln auf Fruchtspiegel

Frühling | **Sommer** | Herbst | Winter

ZUTATEN
für 4 Portionen (16 Knödel)

FÜR DIE KIRSCHKNÖDEL:
35 g Butter
1 Prise Salz
1 Ei
65 g Dinkelvollkornmehl
35 g Weizenmehl (Type W480)
250 g Magertopfen
1 TL geriebene
   Bio-Zitronenschale
16 große Kirschen

FÜR DIE BRÖSEL:
65 g Vollkorn-Semmelbrösel
35 g Haferflocken
   (kleinblättrig)

FÜR DEN FRUCHTSPIEGEL:
400 g Kirschen
1 EL Feinkristallzucker
80 ml Wasser

AUSSERDEM:
Mehl für die Arbeitsfläche
   und zum Knödelformen

Für den Teig die Butter mit Salz und dem Ei in einer Schüssel verquirlen. Beide Mehlsorten, den Topfen und die Zitronenschale zugeben und alles zu einem glatten Teig verarbeiten. Den Teig ca. 1 Stunde abgedeckt in den Kühlschrank stellen.

In der Zwischenzeit alle Kirschen gründlich waschen, trocken tupfen und entkernen. 16 große Kirschen für die Knödel zur Seite legen.

Für den Fruchtspiegel die restlichen Kirschen klein schneiden und in einen ausreichend großen Kochtopf geben. Wasser und Zucker hinzufügen und alles bei starker Hitze kurz aufkochen. Die Hitze reduzieren und die Kirschsauce so lange offen köcheln lassen, bis die Sauce leicht andickt.

Den Topfenteig auf einer bemehlten Arbeitsfläche zu einer Rolle formen und in 16 gleich große Stücke teilen. Jeweils ein Teigstück flach drücken, mit einer Kirsche belegen und mit bemehlten Händen Knödel formen.

Wasser in einem großen Kochtopf zum Kochen bringen, 1 Prise Salz hinzufügen und die Knödel in das leicht wallende Wasser gleiten lassen. Die Knödel ca. 10 Minuten garen, bis sie an der Wasseroberfläche schwimmen.

In der Zwischenzeit die Vollkorn-Semmelbrösel und Haferflocken mischen und in einer großen Pfanne bei mittlerer Hitze leicht rösten, bis sie eine goldbraune Farbe angenommen haben.

Die Knödel mit einem Sieb aus dem Wasser heben, sofort in die Brösel legen und darin wenden, sodass sie rundum mit Bröseln umhüllt sind. Die fertigen Knödel auf Teller legen und mit dem Fruchtspiegel servieren.

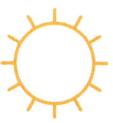

Pfirsichsorbet

ZUTATEN
für 4 Portionen

75 g Feinkristallzucker
125 ml Wasser
5 reife Pfirsiche
2 EL Pfirsichnektar
1 Zitrone

AUSSERDEM:
frische Minzblätter zum Garnieren

Den Zucker in einem Topf karamellisieren. Dafür erhitzen, bis er schmilzt und eine karamellbraune Farbe entwickelt. Das Wasser angießen und alles bei kleiner Hitze so lange rühren, bis sich die erstarrten Zuckerkristalle wieder aufgelöst haben. Anschließend abkühlen lassen und kalt stellen.

Die Pfirsiche in eine Schüssel geben, mit kochendem Wasser übergießen und ca. 5 Minuten darin liegen lassen. Dann herausnehmen, abtropfen lassen und häuten. Das Fruchtfleisch vom Stein schneiden und würfeln. Die Zitrone auspressen.

Pfirsichfruchtfleisch, Zitronensaft und Karamell in ein hohes Gefäß füllen und mit dem Stabmixer pürieren. In eine gefriergeeignete Schüssel füllen, abdecken und für 2 Stunden ins Tiefkühlfach stellen.

Nach ca. 2 Stunden den Pfirsichnektar über das Sorbet laufen lassen. Vom Rand her mit dem Teigschaber die gefrorene Schicht ablösen und untermischen. Das Ablösen und Mischen der gefrorenen Schicht etwa sechs bis acht Mal alle 20 Minuten wiederholen, bis eine Eismasse entsteht. Danach noch ca. 2 weitere Stunden gefrieren lassen.

Zum Servieren leicht antauen lassen und Kugeln ausstechen. In Schälchen anrichten und mit einem Minzblatt garniert servieren.

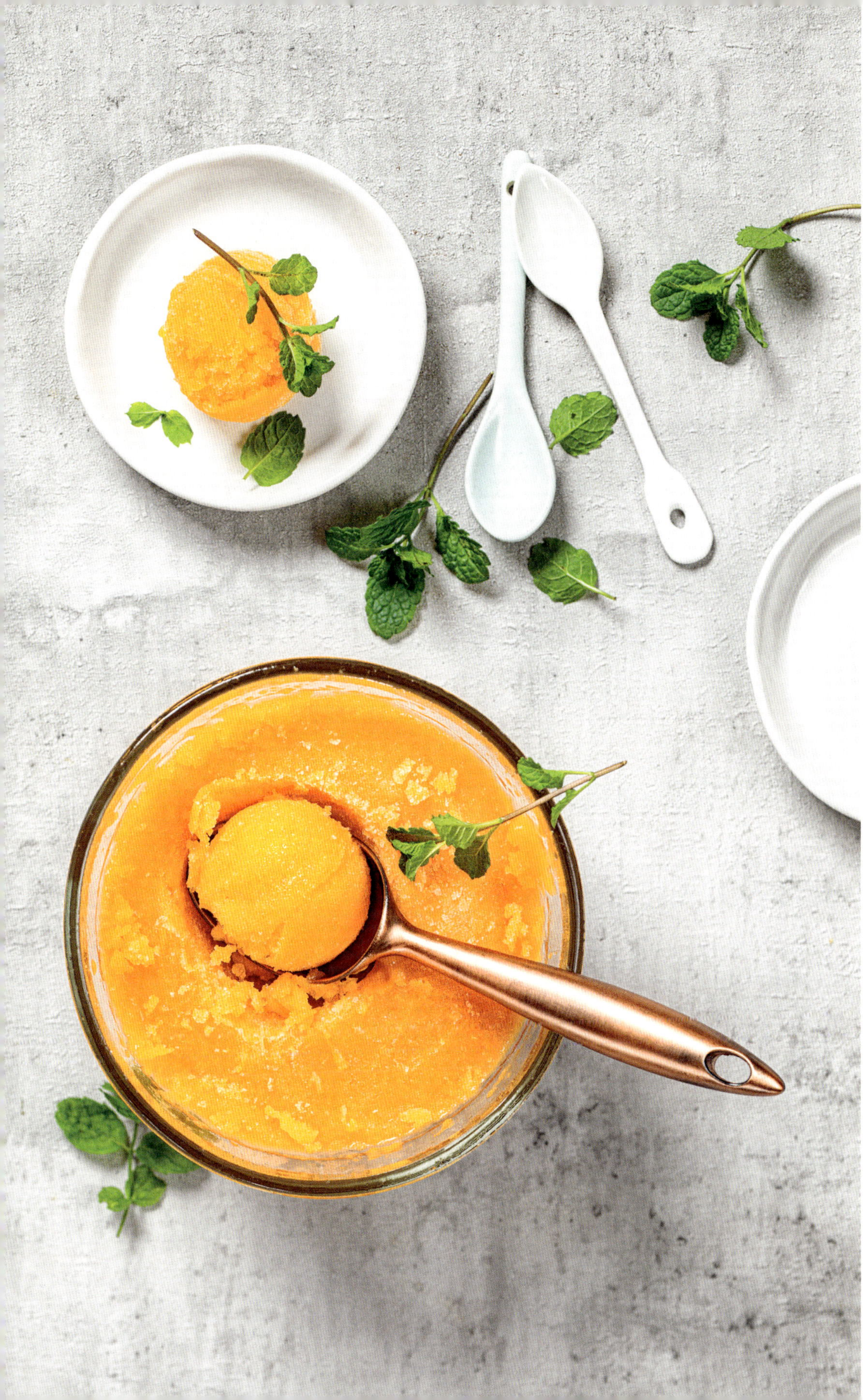

Frühling | **Sommer** | Herbst | Winter

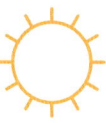

Gesunde Rezepte für den Herbst

Kürbis, Kohlsprossen und Maroni bringen uns in Herbststimmung. Wenn wir dann noch Steinpilze entdecken und es uns bei einem Zwetschkenröster gemütlich machen, können wir diese Jahreszeit gesund genießen.

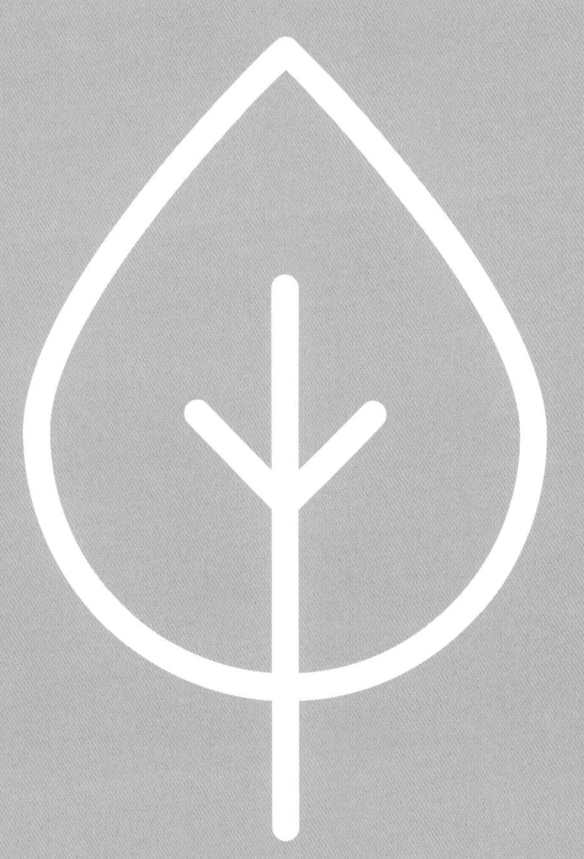

Joghurt mit Knuspermüsli

ZUTATEN

für ein großes Schraubglas
(1 Liter)

2 Kardamomkapseln
150 g Dinkelflocken (kernig)
150 g Haferflocken
   (kleinblättrig)
50 g geriebene Mandeln
   (alternativ Mandelstifte)
2 Handvoll Mandelblättchen
3 TL Zimtpulver
½ TL gemahlener Ingwer
je ¼ TL gemahlene Nelke,
   Piment, Muskatnuss
3 EL Rapsöl
3 EL Honig

AUSSERDEM:
Naturjoghurt zum Servieren

Das Backrohr auf 175 °C vorheizen. Ein Backblech mit Backpapier auslegen. Die Kardamomkapseln aufklopfen und die Samen im Mörser zerkleinern (oder bereits gemahlenen Kardamom kaufen).

Alle trockenen Zutaten in einer Schüssel gut miteinander vermischen. Öl und Honig zugeben, gleichmäßig unterrühren. Auf dem Backblech verteilen und ca. 20 Minuten im Backrohr knusprig backen. Alle 5 Minuten wenden.

Die Mischung aus dem Backrohr nehmen, abkühlen lassen und in einem Schraubglas aufbewahren. Pro Portion 40 g entnehmen und mit etwa 150 g Naturjoghurt genießen.

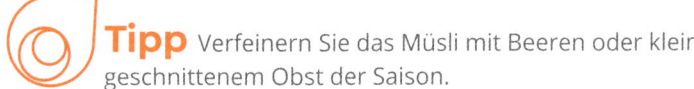 **Tipp** Verfeinern Sie das Müsli mit Beeren oder klein geschnittenem Obst der Saison.

Vollkorn-Mohn-Flesserl

ZUTATEN

für 8 Stück
300 g Dinkelvollkornmehl
200 g Dinkelmehl (Type W700)
½ Würfel frische Germ
 (oder 1 Packung
 Trockengerm)
2 TL Salz
300 ml lauwarmes Wasser

AUSSERDEM:
Mehl für die Arbeitsfläche
Mohn zum Bestreuen

VIDEO:

Für den Germteig beide Mehlsorten, Germ und Salz in eine Rührschüssel geben. Anschließend das Wasser zugeben und den Teig mit den Knethaken des Handmixers so lange kneten, bis sich er sich vollständig von der Rührschüssel löst und eine glatte Oberfläche aufweist.

Die Schüssel abdecken und den Teig mindestens 30 Minuten an einem warmen Ort rasten lassen. (Wenn mit Trockengerm gearbeitet wird, sollte der Teig ca. 1 Stunde rasten.)

Den Teig in 8 Portionen teilen und zu je einer Kugel formen. Die Kugeln auf der Arbeitsfläche abgedeckt weitere 10 Minuten rasten lassen.

Jede Kugel zu einem ca. 25 cm langen Teigstrang rollen und zu Flesserl flechten. Die Flesserl auf ein mit Backpapier ausgelegtes Blech legen. Mit Wasser einpinseln oder besprühen und mit Mohn bestreuen. Auf dem Blech nochmals ca. 10 Minuten rasten lassen.

Das Backrohr auf 210 °C vorheizen und die Flesserl ca. 20 Minuten goldbraun backen.

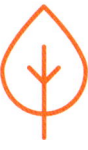

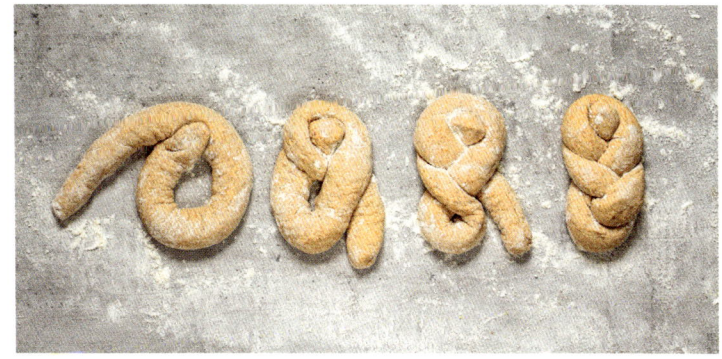

Haferwaffeln mit Zwetschkenröster

ZUTATEN

für 4 Portionen

150 g Haferflocken (kleinblättrig) oder Hafermark
150 g Apfelmus (ungesüßt)
1 Ei
1 EL Rapsöl
50–100 ml Mineralwasser (prickelnd)
1 TL gemahlener Zimt

AUSSERDEM:
Rapsöl für das Waffeleisen
Zimt zum Bestreuen
pro Portion 3–4 EL Zwetschkenröster

Die Haferflocken im Mixer fein mahlen (oder Hafermark verwenden). Apfelmus, Ei und Öl hinzugeben und die Mischung zu einem homogenen Teig verarbeiten. Dabei nach Bedarf Mineralwasser hinzufügen, bis eine schöne Masse entsteht.

Den Teig mit dem Zimt würzen und abgedeckt ca. 10 Minuten quellen lassen.

In der Zwischenzeit das Waffeleisen aufheizen. Die Flächen des Waffeleisens mit Rapsöl bepinseln und pro Waffel jeweils ca. 2 Esslöffel Teig hineingeben.

Jede Waffel 3–4 Minuten im Waffeleisen lassen, bis es köstlich duftet. Die Waffeln auf einem Kuchengitter abkühlen lassen.

Die fertigen Waffeln mit etwas Zimt bestreuen und mit Zwetschkenröster servieren.

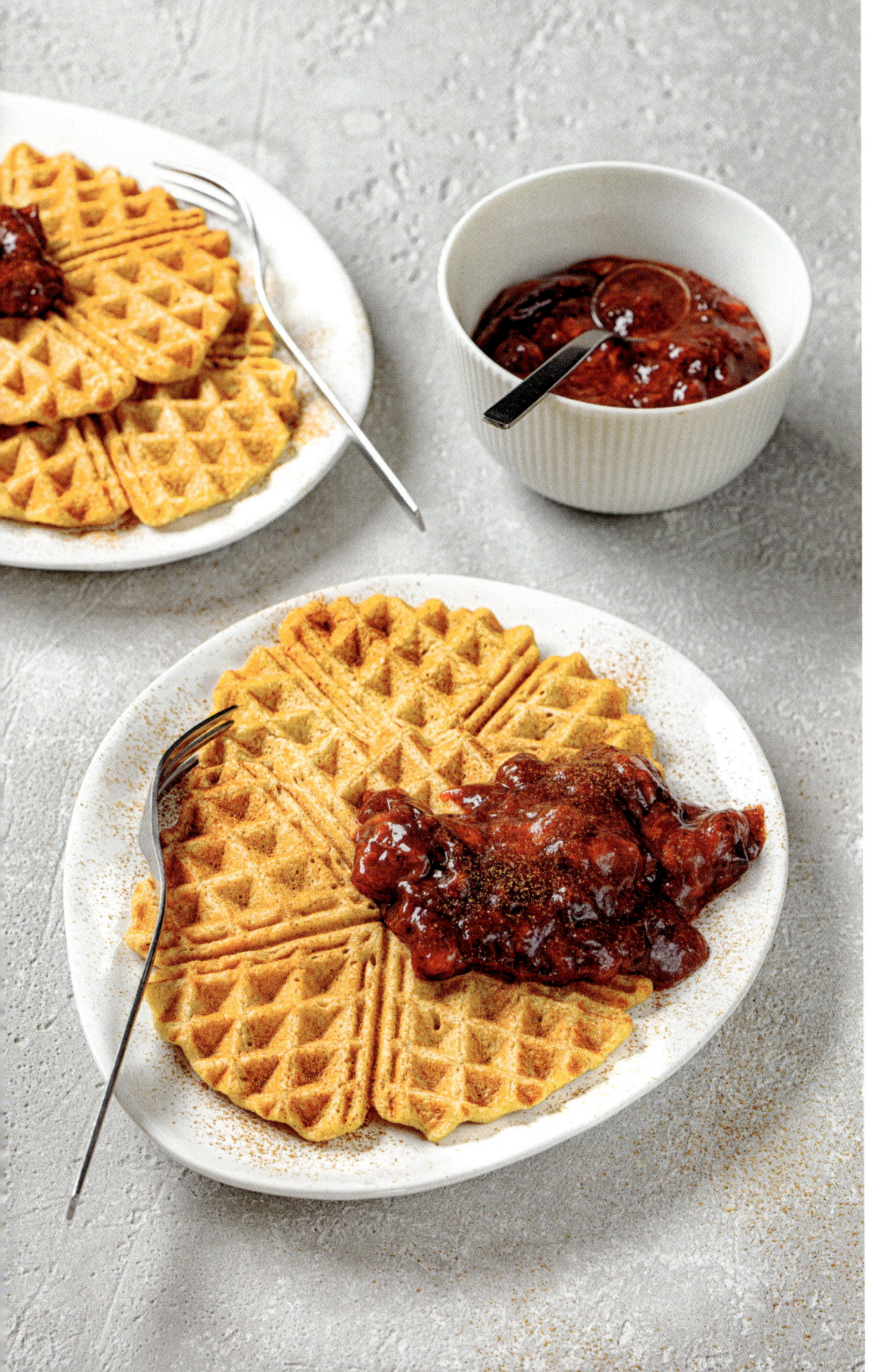

Hanfsamenaufstrich Abbildung unten

ZUTATEN
für 4 Portionen

20 g geschälte Hanfsamen
1 Knoblauchzehe
300 g Magertopfen
2 EL Sauerrahm
Salz, Pfeffer
1 Msp. gemahlener Kümmel

Die Hanfsamen in einer beschichteten Pfanne ohne Fettzugabe unter Rühren rösten, bis sie leicht Farbe annehmen. Dann vom Herd nehmen und abkühlen lassen.

Den Knoblauch schälen und fein hacken. Hanfsamen, Knoblauch, Topfen und Sauerrahm in eine Schüssel geben. Alles gut vermengen und glatt rühren. Den Aufstrich mit Salz, Pfeffer und Kümmel abschmecken.

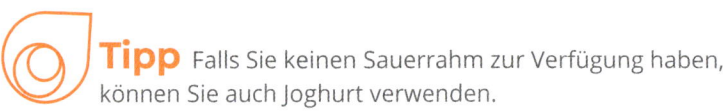 **Tipp** Falls Sie keinen Sauerrahm zur Verfügung haben, können Sie auch Joghurt verwenden.

Käferbohnenaufstrich Abbildung oben

ZUTATEN
für 4 Portionen

250 g Käferbohnen (aus der Dose oder frisch gekocht)
1 kleine Zwiebel
1 TL Rapsöl
1 Knoblauchzehe
Salz, Pfeffer
1 EL gehacktes frisches Bohnenkraut oder
 1 TL getrocknetes Bohnenkraut
1 EL gehackter frischer Schnittlauch
1 TL Apfelessig

ZUM GARNIEREN:
1 EL gehackte Kürbiskerne
1 kleine Zwiebel

Käferbohnen aus der Dose in ein Sieb geben, abspülen und abtropfen lassen. Frisch gekochte Käferbohnen abgießen und abkühlen lassen. In eine Schüssel geben und mit einem Stabmixer fein pürieren.

Die Zwiebel schälen, würfelig schneiden und in etwas Rapsöl glasig anbraten. In der Zwischenzeit den Knoblauch schälen, sehr fein hacken und ebenfalls kurz mitbraten.

Die Zwiebelmischung mit der Bohnenmasse gut verrühren und mit etwas Salz, Pfeffer, Bohnenkraut und Schnittlauch würzen. Mit dem Apfelessig abschmecken.

Die Kürbiskerne hacken, die Zwiebel schälen und in feine Ringe schneiden. Den Aufstrich mit den Kürbiskernen und Zwiebelringen garniert servieren.

 Tipp Beim Würzen der Aufstriche sind der Fantasie keine Grenzen gesetzt. Es können frische Kräuter der Saison, aber auch getrocknete Kräuter untergerührt werden. Weitere Gewürze, wie zum Beispiel Paprikapulver, können ebenfalls verwendet werden.

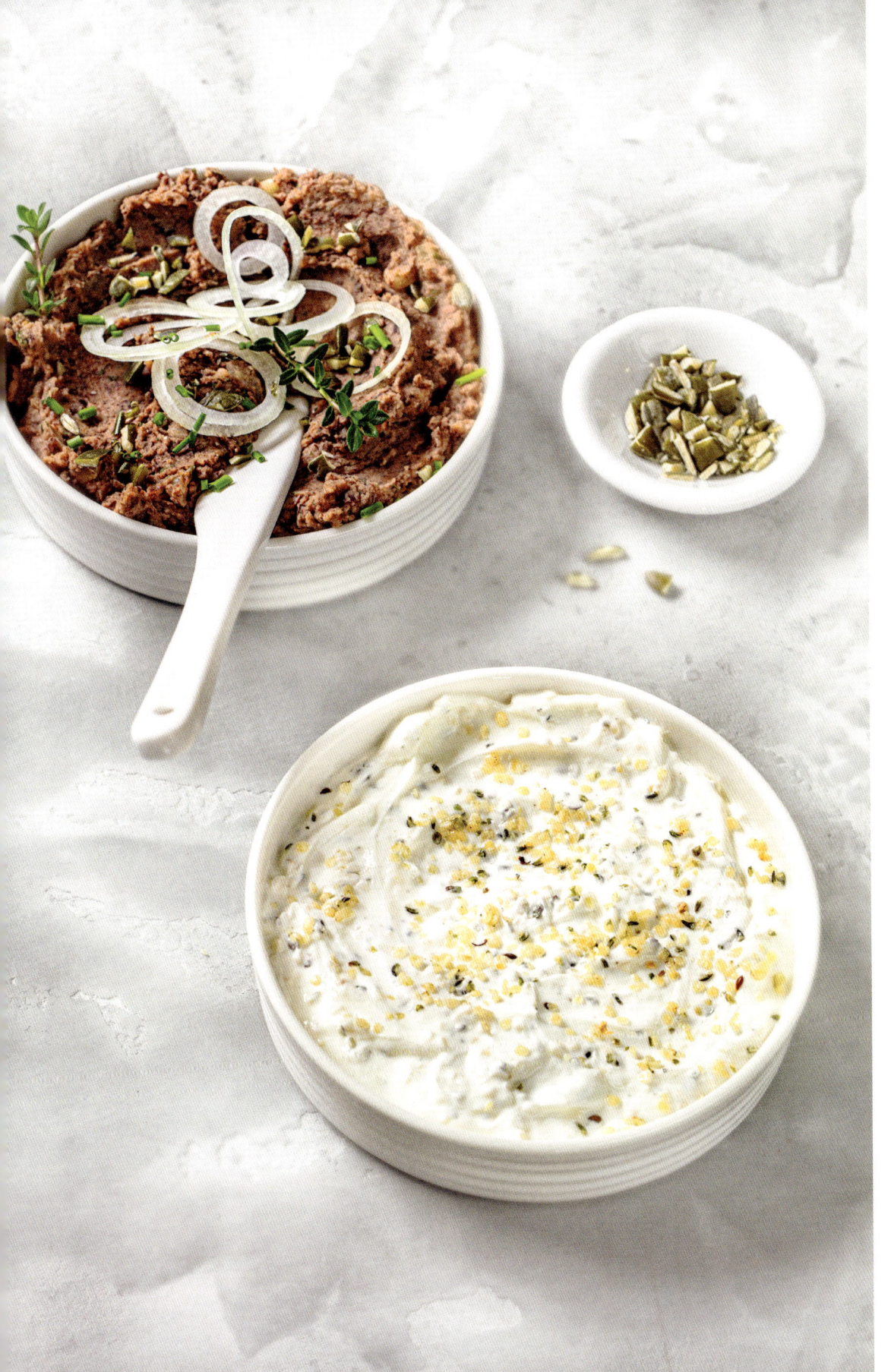

Maronicremesuppe

ZUTATEN
für 4 Portionen

1 Zwiebel
100 g mehlige Erdäpfel
1 EL Rapsöl
400 g Maroni (vorgegart)
1 l klare Gemüsesuppe
1 Prise gemahlene Muskatnuss
Salz
Pfeffer

AUSSERDEM:
Croûtons oder gehackte frische Kräuter nach Belieben zum Servieren

Die Zwiebel schälen und würfeln. Erdäpfel schälen und ebenfalls würfeln.

Das Öl in einem Topf erhitzen und die Zwiebel darin unter Rühren anschwitzen. Die Maroni zugeben und 2 Minuten mitanbraten. Dann die Erdäpfelwürfel hinzugeben und die Gemüsesuppe angießen. Alles aufkochen und bei kleiner Hitze ca. 15 Minuten köcheln lassen, bis die Erdäpfel weich sind.

Den Topf vom Herd nehmen und die Suppe mit dem Stabmixer pürieren. Mit Muskatnuss, etwas Salz und Pfeffer würzen.

Auf Teller verteilen und mit Croûtons oder frisch gehackten Kräutern bestreut servieren.

Linsen-Birnen-Salat

ZUTATEN
für 4 Portionen

120 g rote Linsen
100 g Kaiserschoten
Salz
1 große Birne
50 g gehackte Nüsse
   nach Belieben
60 ml Birnen- oder Apfelsaft
4 EL Hesperidenessig
2 EL Nussöl oder Olivenöl
Pfeffer
2 EL gehackte frische
   Petersilie (glatt oder kraus
   nach Geschmack)

Die roten Linsen ca. 15 Minuten in leicht köchelndem Wasser bissfest kochen. Das Wasser sollte nicht sprudelnd kochen, da sonst die Linsen aufplatzen.

Die Kaiserschoten putzen und in leicht gesalzenem Wasser 1–2 Minuten bissfest garen.

Die Birne vierteln, das Kerngehäuse entfernen und das Fruchtfleisch in feine Scheiben schneiden.

Die Nüsse in einer Pfanne ohne Fett unter Rühren rösten, bis sie leicht Farbe annehmen. Dann vom Herd nehmen und abkühlen lassen.

Birnen- oder Apfelsaft mit Essig, Öl, Salz und Pfeffer kräftig verquirlen. Die ausgekühlten Linsen in einer Schüssel mit den Schoten und Birnen vermischen und mit dem Dressing marinieren. Die Nüsse darüberstreuen.

Den Salat abgedeckt ca. 30 Minuten ziehen lassen, dann mit Petersilie bestreut servieren.

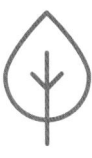

Marinierte Steinpilze

ZUTATEN
für 4 Portionen

FÜR DIE GARNITUR:
4 Cocktailtomaten
1 EL Olivenöl
4 TL Balsamicoessig

FÜR DIE STEINPILZE:
100 g Schalotten
2 Knoblauchzehen
2 Zweige Rosmarin
600 g Steinpilze (klein)
1 EL Olivenöl
Salz
Pfeffer

Zuerst die Garnitur zubereiten. Dafür das Backrohr auf 160 °C vorheizen. Die Tomaten halbieren und die Stielansätze entfernen. Die Tomaten in eine Auflaufform setzen und mit dem Olivenöl beträufeln. Auf der unteren Schiene ca. 10 Minuten garen.

Für die Pilze Schalotten und Knoblauch schälen und fein schneiden. Die Rosmarinnadeln abzupfen und fein hacken. Pilze putzen und in Scheiben schneiden.

Eine große, beschichtete Pfanne trocken erhitzen. Ein Drittel der Pilze hineingeben, mit wenig Öl bei großer Hitze goldbraun rösten. Kurz, bevor die Pilze fertig sind, je ein Drittel Schalotten, Knoblauch und Rosmarin zugeben. Mitrösten, bis sie etwas Farbe annehmen. So fortfahren, bis alle Zutaten aufgebraucht sind.

Die Pilze salzen und pfeffern, mit den Tomaten anrichten und mit Balsamicoessig beträufeln. Dazu passt Vollkorn-, Weiß- oder Walnussbrot.

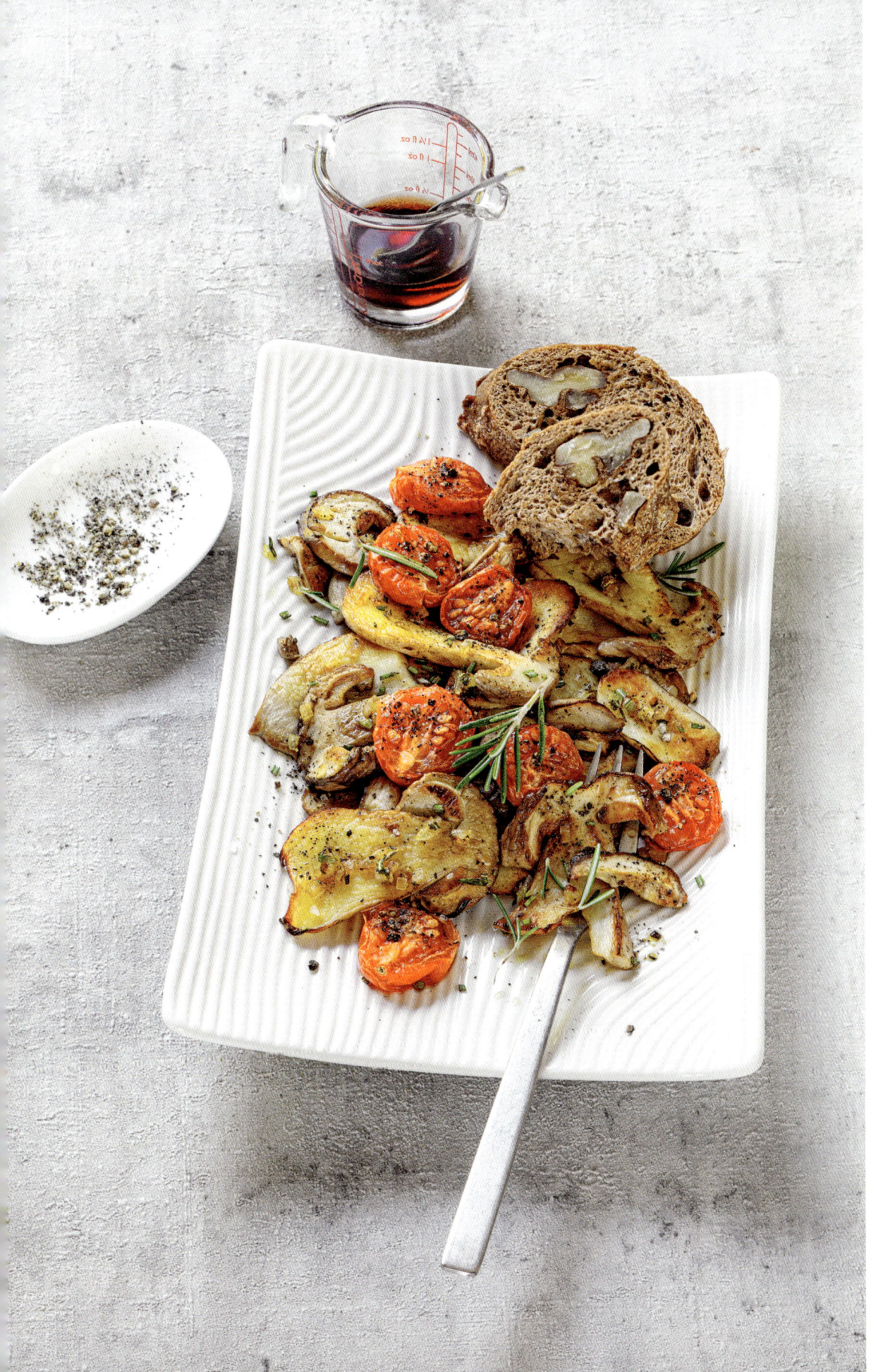

Kichererbsenbällchen mit Rote-Rüben-Aufstrich

ZUTATEN
für 4 Portionen

FÜR 15–20 KICHERERBSEN-BÄLLCHEN:
1 Dose Kichererbsen
   (265 g Abtropfgewicht)
1 kleine Zwiebel
3 EL Haferflocken (kleinblättrig)
1 EL Tahini
   (alternativ 1 EL Sesam)
1 EL Leinsamen
1 TL Backpulver
1 Msp. gemahlener
   Kreuzkümmel
2 EL gehackte frische Kräuter
   nach Wunsch (z. B. Petersilie,
   Koriander, Minze)
Salz
Pfeffer

FÜR DEN ROTE-RÜBEN-AUFSTRICH:
1 Dose Kichererbsen
   (265 g Abtropfgewicht)
100 g Rote Rübe (vorgegart)
1–2 TL Tahini (optional)
Saft von ½ Zitrone
1 Prise gemahlener
   Kreuzkümmel
1 EL Rapsöl
Salz

Für die Kichererbsenbällchen das Backrohr auf 180 °C Ober-/Unterhitze vorheizen. Ein Backblech mit Backpapier auslegen. Die Kichererbsen in ein Sieb schütten, abspülen und abtropfen lassen.

Die Zwiebel schälen und sehr fein hacken. Alle Zutaten für die Bällchen, bis auf Salz und Pfeffer, in einer Schüssel vermengen und mit einem Stabmixer grob pürieren. Mit Salz und Pfeffer würzen.

Jeweils einen gehäuften Esslöffel der Masse mit angefeuchteten Händen zu einem kleinen Bällchen formen. Auf das vorbereitete Backblech legen und ca. 25 Minuten knusprig backen.

Für den Aufstrich die Kichererbsen in ein Sieb schütten, abspülen und abtropfen lassen. Die Rote Rübe in kleine Stücke schneiden.

Alle Zutaten für den Aufstrich, bis auf das Salz, in ein hohes Gefäß geben und mit dem Stabmixer cremig pürieren. Dabei so viel Wasser zugießen, bis die gewünschte Konsistenz erreicht ist. Zum Schluss die Creme mit etwas Salz abschmecken.

Die Kichererbsenbällchen zusammen mit der Creme servieren.

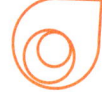 **Info** Bei „Tahini" handelt es sich um eine Sesampaste. Sie ist Zutat für viele orientalische Gerichte und Saucen und hat einen würzig-herben und leicht bitteren Geschmack. Es gibt sie mittlerweile in jedem Supermarkt.

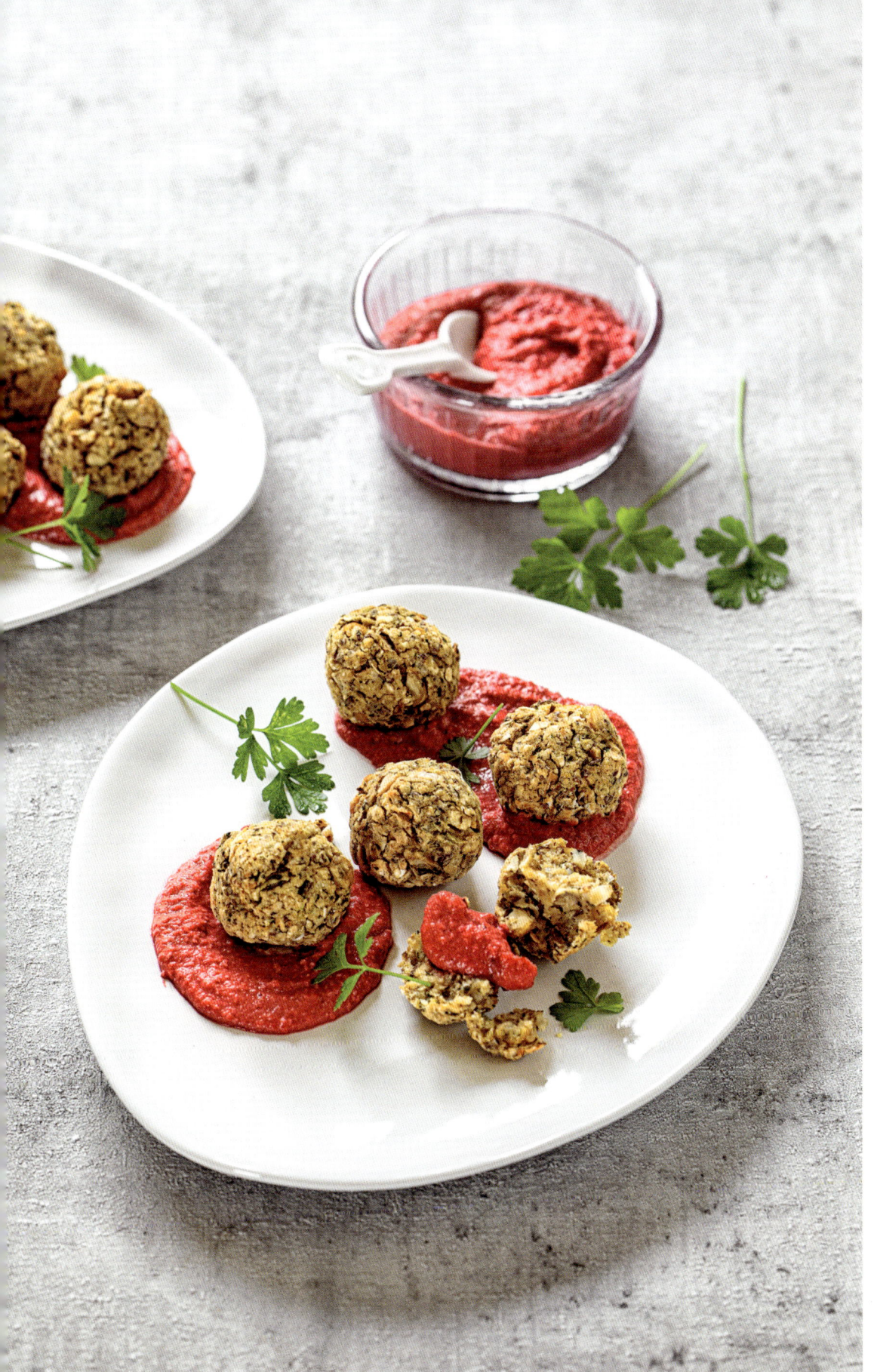

Apfel-Rettich-Laibchen mit roten Zwiebeln und Hüttenkäse

ZUTATEN
für 4 Portionen

FÜR DIE LAIBCHEN:
200 g Äpfel
500 g Rettich
90 g Semmel- oder Grahamsemmelwürfel
80 g Semmelbrösel
2 Eier
je 1 gehäufter EL gehackter frischer Majoran, Thymian und Petersilie (bei getrockneten Kräutern je 1 TL)
Salz
Pfeffer
1 EL Rapsöl

AUSSERDEM:
1 rote Zwiebel (in Ringe geschnitten)
1 EL Rapsöl
400 g Hüttenkäse

Äpfel und Rettich fein raspeln. In einer Schüssel mit den Semmelwürfeln, den Semmelbröseln, Eiern, Kräutern, etwas Salz und Pfeffer vermengen. Abgedeckt ca. 20 Minuten ziehen lassen, bis die Masse weich und formbar geworden ist.

Mit feuchten Händen 8 gleich große Laibchen formen. Das Öl in einer großen, beschichteten Pfanne erhitzen und die Laibchen darin von beiden Seiten braun und knusprig braten.

Die rote Zwiebel schälen und in feine Ringe schneiden. Das Rapsöl erhitzen und die Zwiebelringe darin goldbraun braten.

Zum Servieren die Laibchen auf Teller verteilen und mit den Zwiebelringen und je 100 g Hüttenkäse servieren.

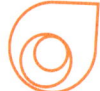 **Tipp** Die Laibchen können auch im Backrohr gebacken werden. Dafür die Laibchen auf ein mit Backpapier belegtes Blech setzen, dünn mit dem Öl bestreichen und bei 180 °C 25 Minuten knusprig backen.

Erdäpfel-Kürbis-Gulasch mit bunten Bohnen

ZUTATEN
für 4 Portionen

FÜR DAS GULASCH:
1 Hokkaidokürbis
1 Paprika (rot)
2 große Zwiebeln
3 Knoblauchzehen
1 EL Rapsöl
1 EL Paprikapulver (edelsüß)
½ TL Chilipulver nach Geschmack
1 EL Tomatenmark
1 EL getrocknetes Bohnenkraut
2 EL Hesperidenessig
1 l klare Gemüsesuppe
½ TL gemahlener Kümmel
je 1 TL getrockneter Oregano und Majoran
1 Lorbeerblatt
200 g Erdäpfel
500 g gegarte Bohnen nach Wunsch (z. B. weiße Bohnen, Käferbohnen, Kidneybohnen – aus der Dose oder 200 g trockene Bohnen über Nacht eingeweicht und frisch gekocht)
Salz
Pfeffer

Den Hokkaidokürbis halbieren und die Kerne mit Fasern entfernen. Den Kürbis würfelig schneiden. Paprika ebenfalls würfeln. Zwiebeln und Knoblauch schälen und fein hacken.

Das Öl in einem Topf erhitzen und Zwiebeln mit Knoblauch darin goldgelb dünsten. Paprikawürfel, Paprikapulver, Chilipulver nach Belieben, Tomatenmark und Bohnenkraut hinzugeben. Kurz mitbraten, dann mit Essig ablöschen.

Den würfelig geschnittenen Hokkaido dazugeben und mit Gemüsesuppe aufgießen. Nun Kümmel, Oregano, Majoran und das Lorbeerblatt zufügen und die Mischung aufkochen.

Erdäpfel schälen, würfeln, zum Gulasch geben und ca. 10 Minuten mitkochen. Die Bohnen zufügen und weitere 10 Minuten köcheln lassen.

Das Erdäpfel-Kürbis-Gulasch mit wenig Salz und kräftig Pfeffer abschmecken und mit Vollkorngebäck oder Grahamweckerl servieren.

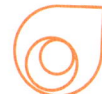 **Tipp** Verwenden Sie trockene Bohnen, dann stehen Ihnen sehr viele Sorten zur Verfügung. Weiters können Sie mit der Einweichzeit und mehrmaligem Spülen die Bekömmlichkeit beeinflussen. Bohnen aus der Dose sind auch eine gute Möglichkeit für die schnelle Küche im stressigen Alltag.

Für eine festere Konsistenz beim Gulasch können zum Eindicken zusätzlich rote Linsen mitgekocht werden.

*Frühling | Sommer | **Herbst** | Winter*

Süßkartoffelauflauf mit Grünkernkruste

ZUTATEN
für 4 Portionen

FÜR DIE KRUSTE:
40 g Walnüsse
60 g Grünkern (grob geschrotet)
140 ml Wasser
2 EL gehackte frische Petersilie (glatte oder krause nach Wunsch)

FÜR DEN AUFLAUF
400 g Süßkartoffel
100 g Pastinake
100 g Karotte
200 g Brokkoli
2 EL Rapsöl
1 EL frische Thymianblättchen (alternativ 1 TL getrocknete)
Salz
Pfeffer

FÜR DIE SAUCE:
1 EL Maisstärke
125 ml Milch
125 ml klare Gemüsesuppe
2 EL gehackte frische Petersilie (glatte oder krause nach Wunsch)
1 Prise gemahlene Muskatnuss
1 EL Estragonsenf
Salz
Pfeffer
100 g Gouda

Für die Kruste die Walnüsse grob hacken. Mit dem Grünkern in eine beschichtete Pfanne geben und ohne Fett rösten, bis alles leicht Farbe annimmt. Mit Wasser aufgießen, vom Herd nehmen und ca. 30 Minuten quellen lassen. Dann die Petersilie zugeben.

Für den Auflauf Süßkartoffel, Pastinake und Karotte schälen und in dünne Scheiben schneiden. Den Brokkoli in mundgerechte Stücke zerteilen.

Das Rapsöl in einer Pfanne erhitzen und das vorbereitete Gemüse darin ca. 10 Minuten bei mittlerer Hitze braten. Mit Thymian, Salz und Pfeffer verfeinern und in eine beschichtete Auflaufform füllen.

Für die Sauce Maisstärke mit 3 Esslöffeln Milch glatt rühren. Die restliche Milch mit der Gemüsesuppe aufkochen und mit der glatt gerührten Maisstärke binden. Petersilie hacken und in die Sauce rühren. Mit frisch geriebener Muskatnuss, Senf, Salz und Pfeffer abschmecken.

Das Backrohr auf 180 °C vorheizen. Die Sauce über das Gemüse gießen und die Grünkern-Walnuss-Masse darauf verteilen. Den Gouda reiben und über den Auflauf streuen und 25–30 Minuten goldbraun backen.

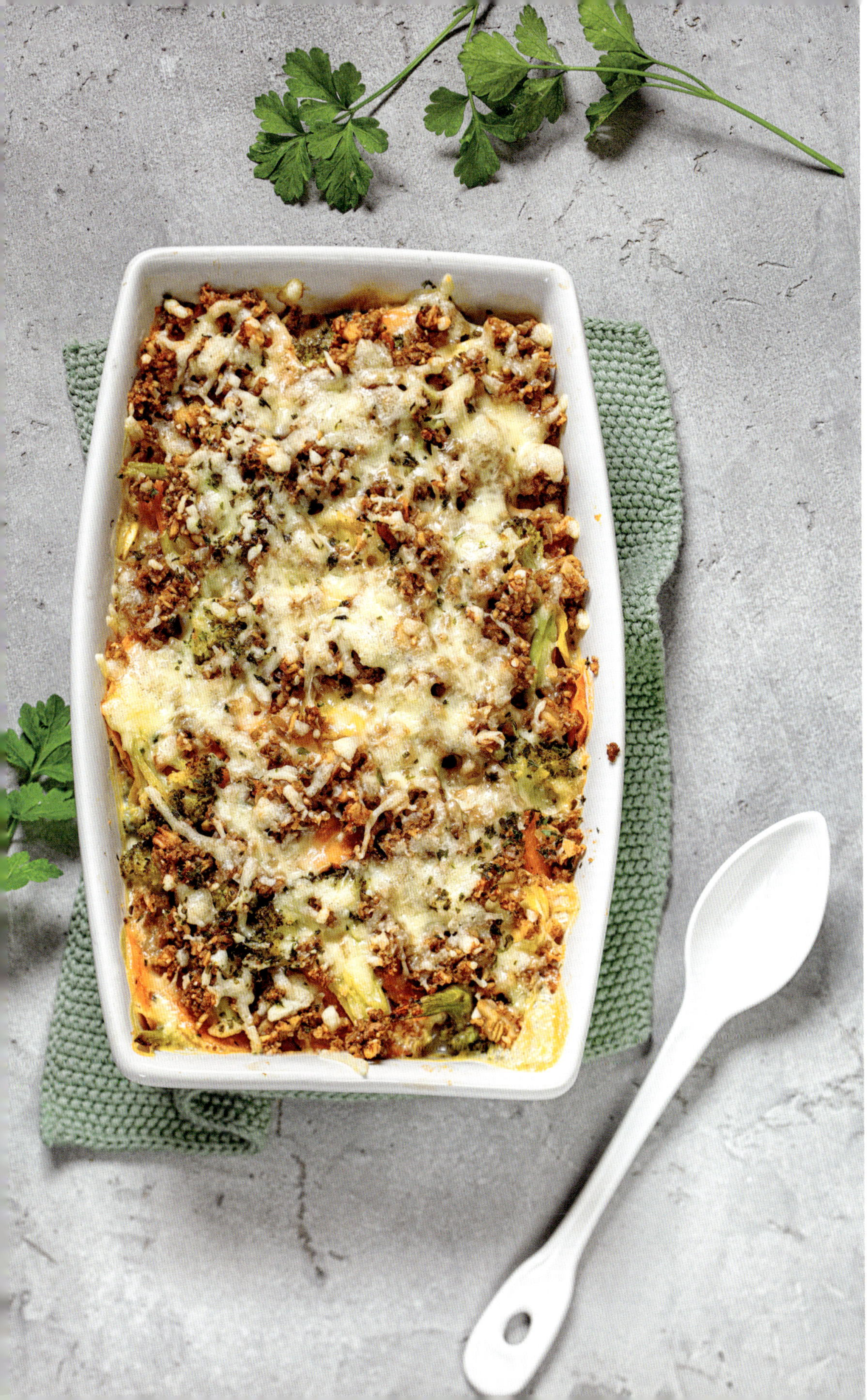

Frühling | Sommer | **Herbst** | Winter

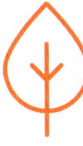

Süßkartoffel-Spinat-Curry mit Couscous

ZUTATEN
für 4 Portionen

500 g Süßkartoffel
1 Dose Kichererbsen
   (265 g Abtropfgewicht)
2 Knoblauchzehen
1 große Zwiebel
2 EL Rapsöl
1 EL Currypulver
1 TL gemahlener Kreuzkümmel
1 Dose gehackte Tomaten
   (Füllmenge 400 g)
300 ml klare Gemüsesuppe
150 g Couscous
4 EL gehackte frische Kräuter
   (z. B. Koriander oder
   Thai-Basilikum)
Salz
Pfeffer
3 Handvoll Baby-Blattspinat

Die Süßkartoffel schälen und in mittelgroße Würfel schneiden. Die Kichererbsen in ein Sieb schütten, gut waschen und abtropfen lassen. Knoblauch und Zwiebel schälen und fein hacken.

Das Rapsöl in einem Topf erhitzen. Zwiebel und Knoblauch darin unter Rühren glasig anschwitzen. Die Süßkartoffelwürfel mit Kichererbsen, Currypulver und Kreuzkümmel hinzugeben. Ca. 2 Minuten mitbraten.

Die gehackten Tomaten und die Gemüsesuppe hinzufügen. Alles verrühren und bei mittlerer Hitze ca. 15 Minuten köcheln lassen, bis die Süßkartoffel weich ist.

In der Zwischenzeit Couscous nach Packungsanleitung zubereiten und mit ungefähr der Hälfte der Kräuter, Salz und Pfeffer abschmecken. Zuletzt den Spinat unter das Curry rühren und kurz zusammenfallen lassen. Mit Salz und Pfeffer abschmecken.

Das Curry zusammen mit dem Couscous auf Teller verteilen und mit den restlichen Kräutern bestreut servieren.

Haferrisotto mit Pilzen

ZUTATEN
für 4 Portionen

1 rote Zwiebel
4 EL Erbsen (tiefgekühlt)
1 Karotte
500 g Pilze nach Wunsch
 (z. B. braune Champignons, Kräuterseitlinge, Eierschwammerl)
2 TL Rapsöl
je 1 TL gehackter frischer Oregano und Thymian (alternativ je ½ TL getrocknete Kräuter)
Pfeffer
Chilipulver nach Belieben
250 g Haferflocken (grob)
1–1,5 l Wasser
2 TL klare Gemüsesuppe
50 g Parmesan
Salz

AUSSERDEM:
2 Frühlingszwiebeln
2 EL gehackte frische Kräuter (z. B. Petersilie, Schnittlauch oder Oregano)

Die Zwiebel schälen und fein hacken. Die Erbsen antauen lassen. Die Karotte schälen und raspeln. Die Pilze putzen und je nach Größe halbieren, vierteln oder in Streifen schneiden.

In einer Pfanne 1 Teelöffel Öl erhitzen und die Zwiebel darin glasig dünsten. Die Pilze zugeben und mitbraten, bis sie leicht Farbe annehmen. Oregano, Thymian, etwas Pfeffer und nach Belieben Chilipulver einrühren.

Die Pilze aus der Pfanne nehmen. Wieder 1 Teelöffel Öl erhitzen und die Haferflocken bei mittelstarker Hitze braten, bis sie gut duften. Das Wasser in einem kleinen Topf erhitzen und die Gemüsesuppe darin auflösen.

Die Haferflocken mit etwas Gemüsesuppe ablöschen. Die Karotte zufügen und nun wie beim klassischen Risotto unter Rühren immer wieder Flüssigkeit nachgießen, bis die gewünschte Konsistenz erreicht ist.

Etwa 5 Minuten vor Garende die gebratenen Pilze und die Erbsen untermengen. Den Parmesan grob raspeln, einen Teil unter das Haferrisotto rühren und dieses mit Salz und Pfeffer abschmecken.

Die Frühlingszwiebeln in feine Ringe schneiden. Das Haferrisotto auf Teller verteilen und mit Kräutern, Frühlingszwiebelringen und dem restlichen Parmesan bestreut servieren.

Frühling | Sommer | **Herbst** | Winter

Mangold-Tomaten-Quiche

ZUTATEN
für 10 Stücke
(Quicheform 26 cm Ø)

FÜR DEN TEIG:
200 g Weizenmehl (Type W700)
30 g Parmesan
1 Ei
150 g kalte Butter

FÜR DEN BELAG:
400 g Mangoldblätter
Salz
10 Kirschtomaten
1 Knoblauchzehe
30 g Parmesan
250 g Ricotta
100 ml Schlagobers
2 Eier
2 EL Zitronensaft
Pfeffer
40 g Pinienkerne

AUSSERDEM:
Rapsöl zum Einfetten
Mehl für die Arbeitsfläche

VIDEO:

Für den Teig das Mehl in eine Schüssel geben. Den Parmesan reiben und mit allen anderen Teigzutaten hinzugeben. Alles rasch verkneten und dabei nach Bedarf 1–2 Esslöffel kaltes Wasser zugeben. Den Teig zu einer Kugel formen und in Frischhaltefolie gewickelt ca. 30 Minuten kalt stellen.

Für den Belag den Mangold waschen und putzen. In einem großen Topf leicht gesalzenes Wasser aufkochen und die Mangoldblätter darin zusammenfallen lassen.

Die Blätter durch ein Sieb abgießen, abschrecken, ausdrücken und grob hacken. Die Tomaten halbieren.

Den Knoblauch schälen und in eine Schüssel pressen. Den Parmesan reiben. Mit Ricotta, Schlagobers, Eiern, Zitronensaft, Salz und Pfeffer verrühren und abschmecken.

Das Backrohr auf 180 °C Ober-/Unterhitze vorheizen. Eine Quicheform mit Öl auspinseln.

Den Teig auf einer bemehlten Arbeitsfläche ausrollen und die Form damit auskleiden. An Boden und Rand gut andrücken und den überstehenden Rand abschneiden. Den Mangold und die Tomaten darin auslegen, mit den Pinienkernen bestreuen und die Ricottamischung darüber verteilen. Im Backrohr ca. 45 Minuten goldbraun backen.

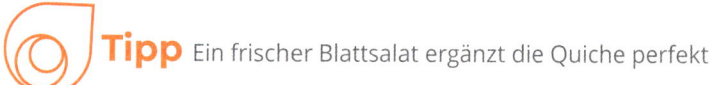

Tipp Ein frischer Blattsalat ergänzt die Quiche perfekt.

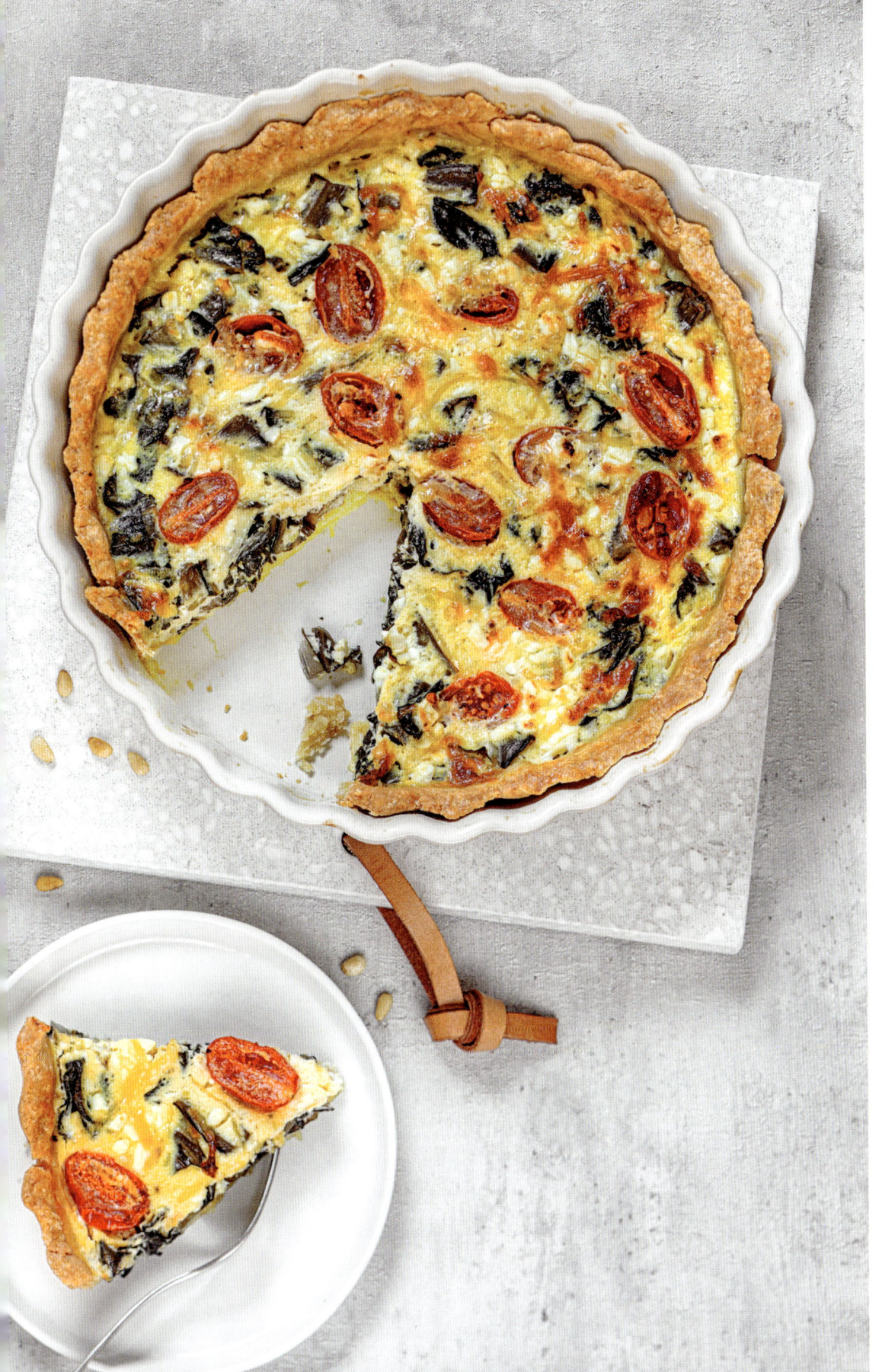

Gebratener Saibling mit Mostfenchel und Petersilerdäpfeln

ZUTATEN
für 4 Portionen

FÜR DIE PETERSILERDÄPFEL:
600 g Erdäpfel
1 Prise Salz
1 Bund Petersilie (glatte oder krause nach Wunsch)
1 EL Rapsöl

FÜR DEN MOSTFENCHEL:
2 Fenchelknollen
1 kleine Zwiebel
1 TL Feinkristallzucker
1 EL Rapsöl
1 Zweig Thymian
Salz
Pfeffer
250 ml Süßmost oder Apfelsaft
1 EL gehackte frische Dille

FÜR DEN SAIBLING:
4 Saiblingsfilets (à 150–200 g)
1 EL Mehl
2 EL Semmelbrösel
1 TL Rapsöl
1 EL Zitronensaft
Salz
Pfeffer

Erdäpfel mit der Schale in Salzwasser bissfest kochen. In der Zwischenzeit den Fenchel putzen und in feine Streifen schneiden. Die Zwiebel schälen und klein schneiden.

Den Zucker in einer Pfanne erhitzen, bis er geschmolzen ist und goldgelb karamellisiert. Das Rapsöl hinzugeben, dann Fenchel und Zwiebel darin anbraten. Den Thymianzweig hinzugeben, mit etwas Salz und Pfeffer würzen und alles mit Most oder Apfelsaft ablöschen.

Die Gemüsemischung aufkochen und die Flüssigkeit ohne Deckel etwas einkochen lassen. Dann den Thymian entfernen und den Dill unterrühren.

Die Saiblingsfilets abspülen, trocken tupfen und eventuell noch vorhandene Gräten entfernen. Mehl und Semmelbrösel mischen und die Hautseiten damit bestreuen.

Das Rapsöl in einer beschichteten Pfanne erhitzen und die Filets mit der Hautseite nach unten 3–5 Minuten braten. Währenddessen mit Zitronensaft beträufeln und mit Salz und Pfeffer würzen. Dann die Hitze reduzieren, den Fisch wenden und auf der anderen Seite fertig braten.

Die Erdäpfel abgießen, ausdämpfen lassen und heiß schälen. Je nach Größe ganz belassen, halbieren oder vierteln.

Die Petersilie hacken und in einer heißen Pfanne mit dem Rapsöl und den Erdäpfeln durchschwenken.

Den Saibling mit dem Mostfenchel und den Petersilerdäpfeln anrichten und servieren.

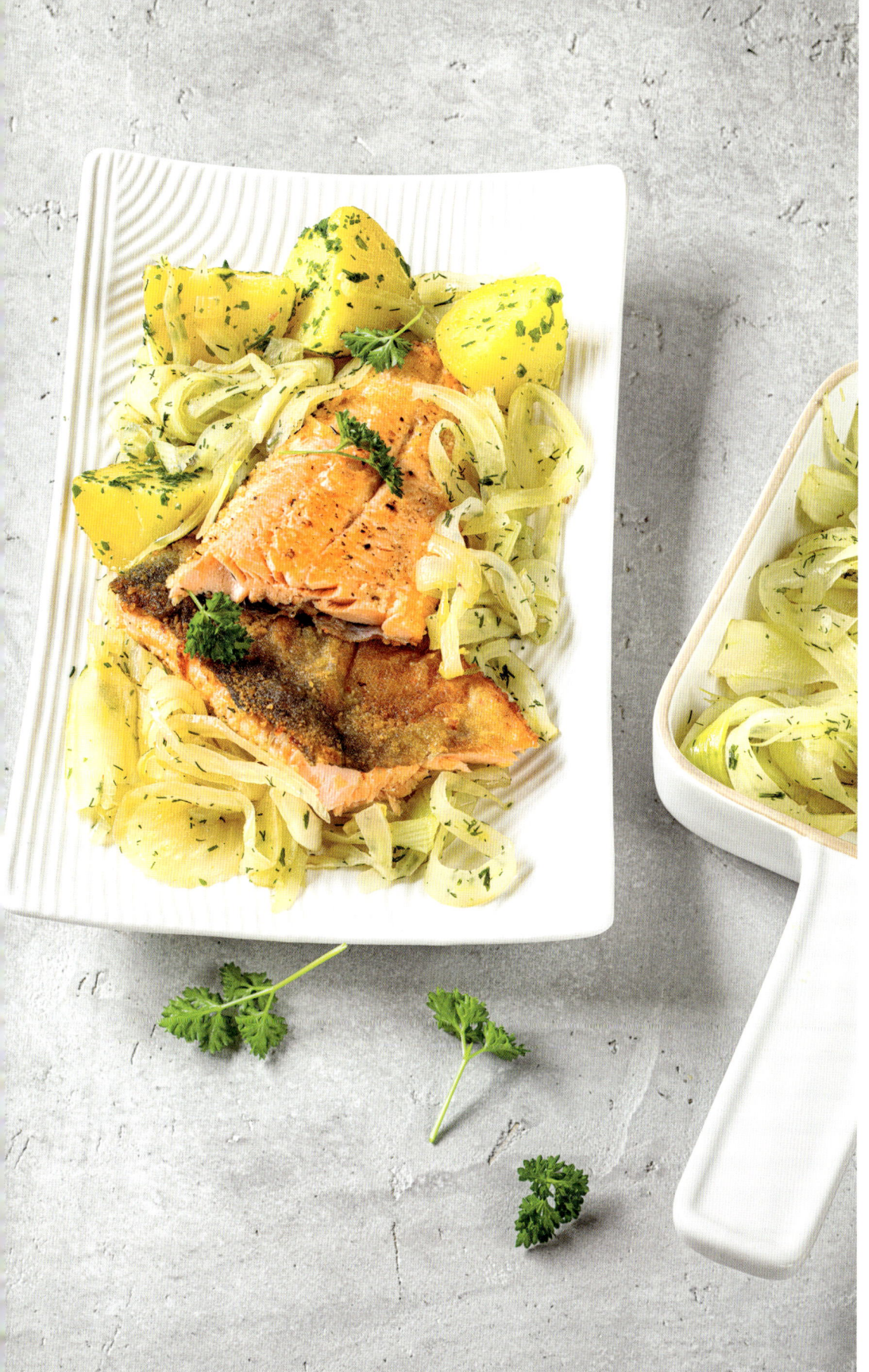

Gegrillte Rehmedaillons auf buntem Gemüse

ZUTATEN
für 4 Portionen

FÜR DIE REHMEDAILLONS:
600 g Rehfilet
3 EL getrockneter Thymian
2 EL Wacholderbeeren
2 EL Rapsöl
Pfeffer
Salz

FÜR DAS BUNTE GEMÜSE:
250 g Karotten
250 g Pastinaken
250 g Kohlsprossen
400 g Rotkraut
1 rote Zwiebel
1 EL Rapsöl
100 ml klare Gemüsesuppe
1 EL frische Thymianblättchen
   (alternativ 1 TL getrockneter Thymian)
Salz
Pfeffer

Für die Rehmedaillons das Fleisch im Ganzen lassen oder in daumendicke Scheiben schneiden. Gründlich mit Thymian, zerdrückten Wacholderbeeren und Öl einreiben und 2–3 Stunden abgedeckt im Kühlschrank marinieren lassen.

Für das bunte Gemüse Karotten und Pastinaken schälen und in Scheiben schneiden. Kohlsprossen putzen und am Stielansatz kreuzweise einschneiden. Falls alternativ tiefgekühlte Kohlsprossen verwendet werden, entfällt dieser Schritt. Das Rotkraut in ca. 2 cm breite Streifen schneiden. Die Zwiebel schälen, halbieren und in feine Streifen schneiden.

In einer großen Pfanne das Rapsöl erhitzen und die Zwiebel darin glasig anschwitzen. Kraut und restliches Gemüse dazugeben und alles bei mittlerer Hitze und häufigem Rühren für ca. 10 Minuten braten. Mit Gemüsesuppe aufgießen und mit Thymian, Salz und Pfeffer würzen. Auf kleiner Flamme garen, bis das Gemüse noch bissfest ist und sich Flüssigkeit reduziert hat.

Das Fleisch rechtzeitig aus dem Kühlschrank nehmen, damit es Zimmertemperatur annehmen kann. Medaillons auf beiden Seiten kurz grillen. Innen soll das Fleisch rosa bleiben, sonst wird es trocken. Erst nach dem Grillen salzen und pfeffern. Dann in Alufolie wickeln und ca. 10 Minuten rasten lassen. Wird das Fleisch im Ganzen gegrillt, unter Wenden mehrere Minuten grillen. Anschließend ebenfalls würzen und in Alufolie wickeln. 10 Minuten rasten lassen, dann in Medaillons schneiden.

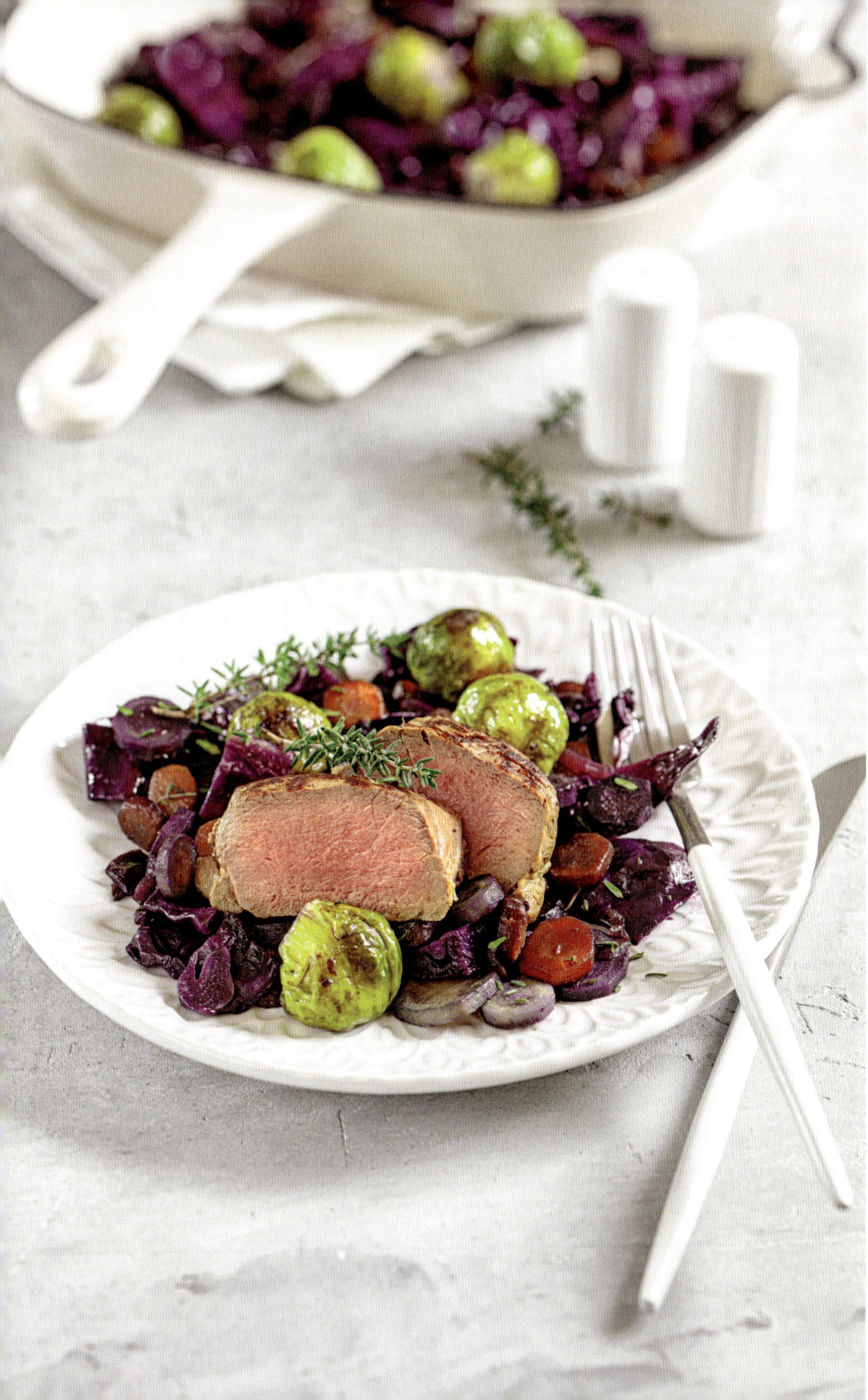

Frühling | Sommer | **Herbst** | Winter

Kichererbseneintopf mit Hühnerfleisch

ZUTATEN
für 4 Portionen

400 g Kichererbsen aus der Dose (alternativ 190 g getrocknete Kichererbsen)
4 Hühnerbrustfilets (à 120–150 g)
400 g Erdäpfel
2 Karotten
1 kleine Zwiebel
1 Scheibe frischer Ingwer (ca. 2 cm)
1 Paprika (rot)
50 g getrocknete Marillen
400 g Tomaten (frisch oder aus der Dose)
2 EL Rapsöl
500 ml klare Gemüsesuppe
2 TL gemahlener Kreuzkümmel
2 TL Paprikapulver (edelsüß)
1 Zimtstange
Salz
Pfeffer
150 g Fetakäse
½ Bund frische Minze

Falls getrocknete Kichererbsen verwendet werden, diese über Nacht (mindestens 12 Stunden) in kaltem Wasser einweichen. Am nächsten Tag in ein Sieb abgießen, abspülen und mit frischem Wasser aufsetzen. Bei kleiner Hitze mindestens 1 Stunde sanft köcheln lassen, bis sie gar sind. In ein Sieb abgießen und abtropfen lassen. Kichererbsen aus der Dose ebenfalls abgießen, abbrausen und abtropfen lassen.

Hühnerbrustfilets mit kaltem Wasser abspülen, trocken tupfen und in mundgerechte Stücke schneiden. Erdäpfel, Karotten, Zwiebel und Ingwer schälen und in feine Scheiben bzw. Würfel schneiden. Paprika putzen und ebenfalls klein schneiden, die getrockneten Marillen klein würfeln. Wenn frische Tomaten verwendet werden, die Stielansätze entfernen und die Tomaten klein würfeln.

Das Öl in einem Topf erhitzen. Erdäpfel, Karotten, Zwiebel, Ingwer und Paprika hineingeben und kurz anschwitzen. Hühnerfleisch, Tomaten, Kichererbsen, Marillen, Suppe, Kreuzkümmel, Paprikapulver, Zimtstange, etwas Salz und Pfeffer hinzufügen. Nach Wunsch etwas Wasser dazugießen. Den Eintopf aufkochen und 15–20 Minuten köcheln lassen. Ab und zu umrühren.

Den Fetakäse in kleine Würfel schneiden. Minze waschen und Blätter abzupfen. Wenn die Kichererbsen und das Fleisch gut durchgekocht und zart sind, die Zimtstange entfernen, den Eintopf nochmals abschmecken und auf Tellern anrichten. Mit Fetakäse und Minze bestreut servieren.

Topfennockerl auf Zwetschkenragout

ZUTATEN
für 4 Portionen

FÜR DIE TOPFENNOCKERL:
250 g Magertopfen
40 g Vollkorngrieß
1 Ei
1 EL Feinkristallzucker
1 EL Zitronensaft
1 TL abgeriebene Schale von einer Bio-Zitrone

FÜR DAS ZWETSCHKENRAGOUT:
400 g Zwetschken
1 Zimtstange
1 EL Vanillepuddingpulver
ca. 3 EL Wasser

AUSSERDEM:
150 g Semmelbrösel

Den Topfen mit Grieß und Ei, Zucker, Zitronensaft und -schale gut verrühren. Abgedeckt 10 Minuten rasten lassen.

In der Zwischenzeit die Zwetschken waschen, entsteinen und würfeln. Mit etwas Wasser und der Zimtstange in einen Topf geben und aufkochen.

Das Vanillepuddingpulver mit Wasser glatt rühren. Unter Rühren zu den Zwetschken gießen und das Ragout damit binden.

2 Liter Wasser in einem Topf aufkochen, dann die Hitze reduzieren, sodass es nicht mehr sprudelnd kocht. Aus der Topfenmasse mithilfe von 2 Esslöffeln Nockerl formen. In das siedende Wasser geben und ca. 2 Minuten gar ziehen lassen, bis die Nockerl aufsteigen. Mit einem Schaumlöffel herausheben.

In einer beschichteten Pfanne die Semmelbrösel ohne Fett unter Rühren goldbraun rösten. Die Nockerl in den Bröseln wälzen und zusammen mit dem Zwetschkenragout anrichten.

Energiebällchen

ZUTATEN

für 16 Bällchen

150 g getrocknete Marillen (soft)
100 g gemahlene Nüsse (Walnüsse, Mandeln oder nach Geschmack)
1 Prise Salz
Mark einer Vanilleschote
25 g Backkakao

AUSSERDEM:

gemahlene Nüsse, Kokosflocken oder Backkakao zum Wälzen

Die Marillen im Mixer kurz pürieren oder sehr klein schneiden. Alle weiteren Zutaten hinzugeben und zu einer glatten Masse verrühren.

Sollte die Masse zu fest sein, 1–3 Teelöffel Wasser hinzugeben. Den Teig zu etwa 16 kleinen Kugeln formen und in Nüssen, Kokosflocken oder Kakaopulver wälzen. Die Kugeln im Kühlschrank aufbewahren.

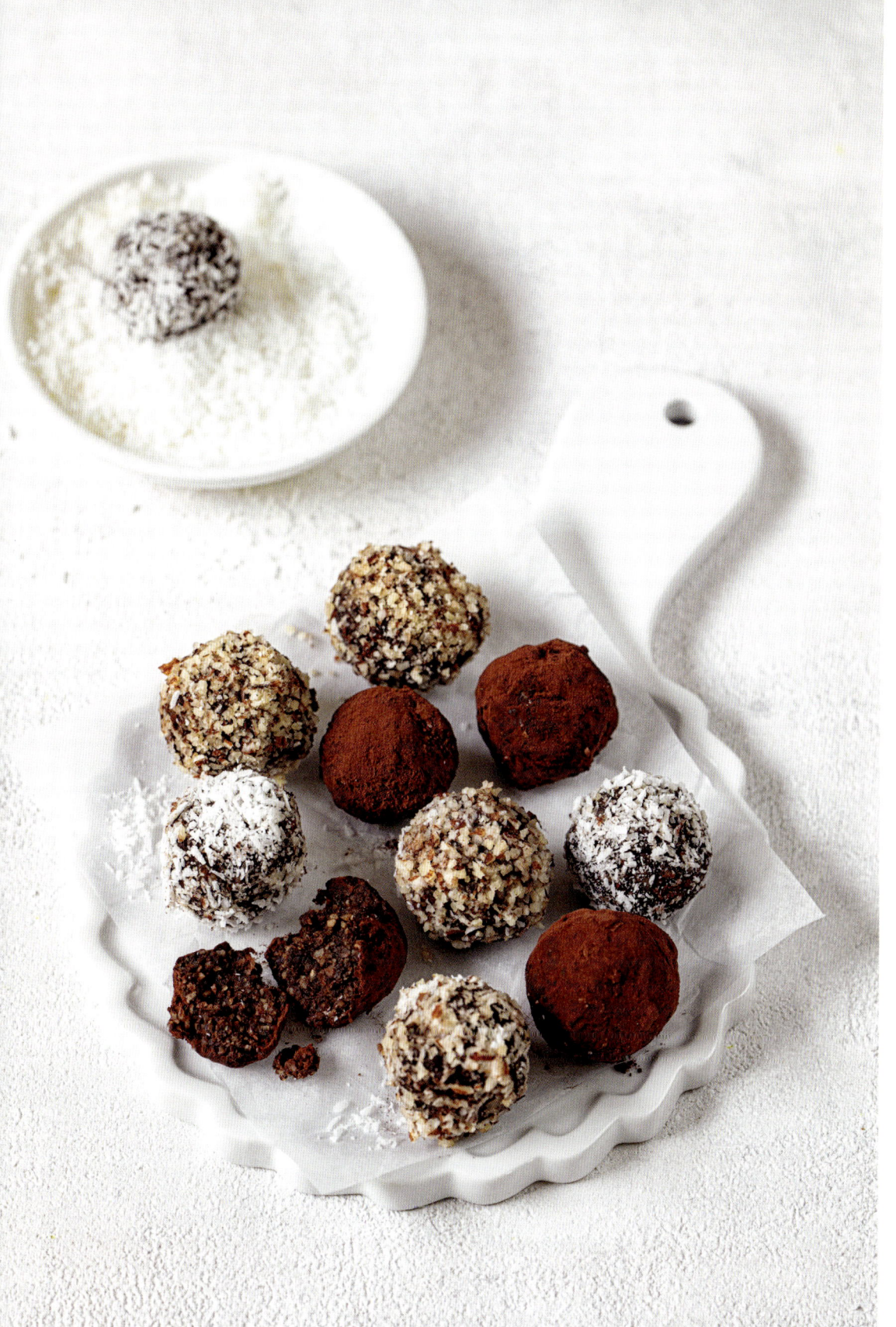

Apfel-Zimt-Schnecken

ZUTATEN
für ca. 12 Stück

FÜR DEN GERMTEIG:
250 ml lauwarme Milch
625 g Weizenmehl (Type W700)
1 Ei
100 g Feinkristallzucker
100 g Butter (zimmerwarm)
1 Germwürfel (alternativ 1 Pkg. Trockengerm)
1 Prise Salz

FÜR DIE FÜLLUNG:
2 große Äpfel
50 g Feinkristallzucker
3 TL gemahlener Zimt
1 Ei

AUSSERDEM:
Mehl zum Ausrollen

VIDEO:

Für den Germteig zuerst die lauwarme Milch in eine Rührschüssel geben. Dann Mehl, Ei, Zucker, zimmerwarme Butter, den zerbröselten Germwürfel sowie Salz dazugeben. Mit dem Knethaken der Küchenmaschine oder mit den Händen zu einem glatten Teig verkneten. Den fertigen Teig ca. 30 Minuten mit einem Küchentuch abgedeckt an einem warmen Ort rasten lassen.

In der Zwischenzeit für die Füllung die Äpfel mit Schale auf einer Küchenreibe grob raspeln. Zucker und Zimt in einer Schale verrühren.

Den Teig auf einer bemehlten Arbeitsfläche mithilfe eines Nudelholzes auf eine Größe von ca. 60 x 60 cm ausrollen. Den ausgerollten Teig mit verquirltem Ei (einen Teil davon aufheben) bestreichen und mit der Zucker-Zimt-Mischung sowie den geriebenen Äpfeln bestreuen.

Den Teig zu einer Rolle formen. Von der Rolle ca. 2 cm breite Schnecken abschneiden und diese auf ein mit Backpapier belegtes Backblech legen. Die Schnecken mit dem restlichen verquirlten Ei bestreichen und 10 Minuten bei Raumtemperatur gehen lassen. In der Zwischenzeit das Backrohr auf 170 °C vorheizen und die Schnecken für ca. 25 Minuten goldgelb backen.

 Variationen Auch ungesüßtes Fruchtmus, Nuss- oder Mohnmassen können zum Bestreichen verwendet werden. Aus dem süßen Germteig lassen sich auch andere süße Backwaren wie Striezel, Tascherl oder Kipferl zubereiten.

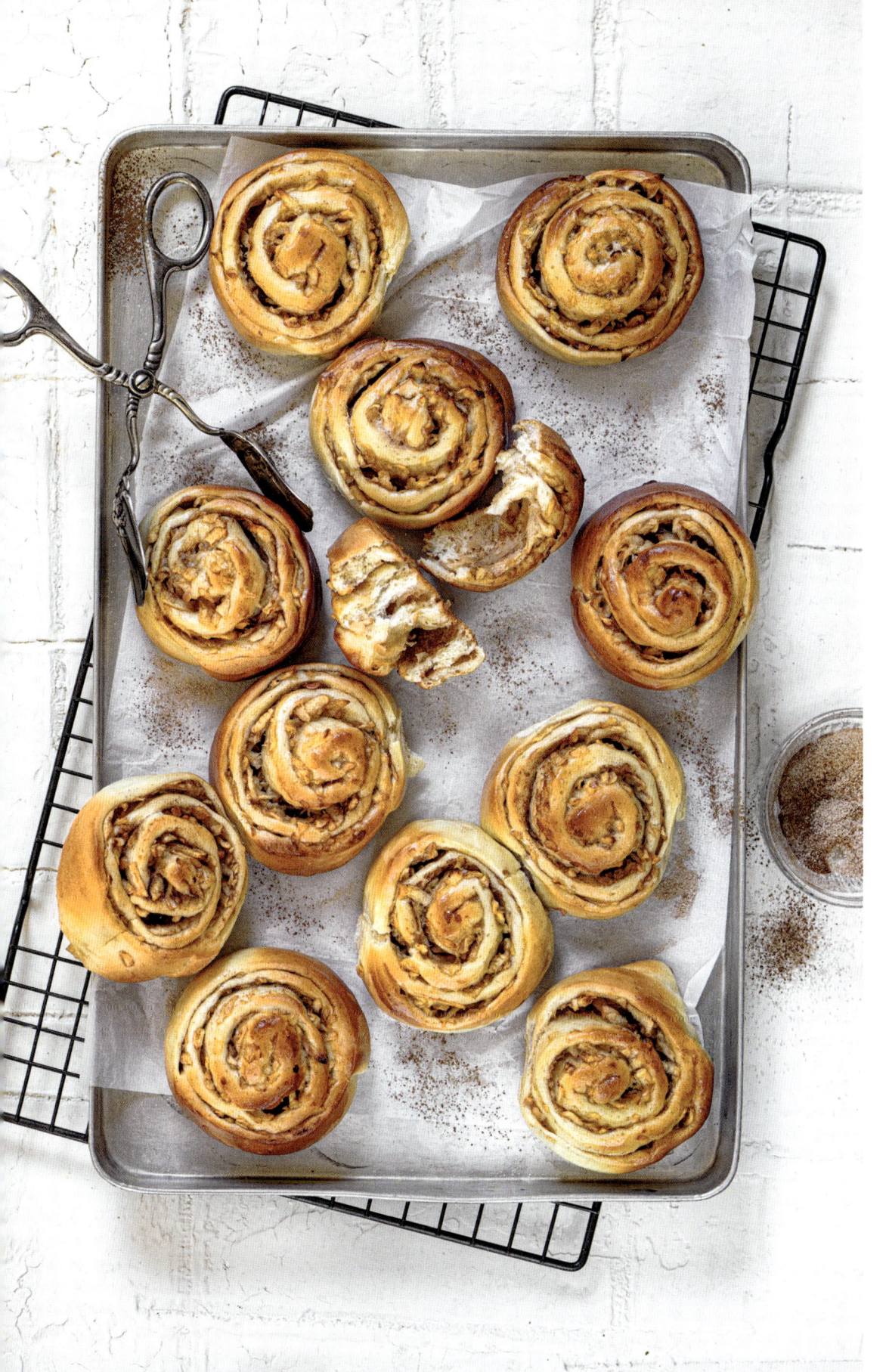

Gesunde Rezepte für den Winter

Im Winter stärken wir uns mit wärmenden Suppen – aus feinen Schwarzwurzeln, bunten Karotten oder kräftigem Kraut. Wenn wir dann noch einen Karpfen zubereiten, wissen wir, dass Weihnachten nicht mehr weit ist.

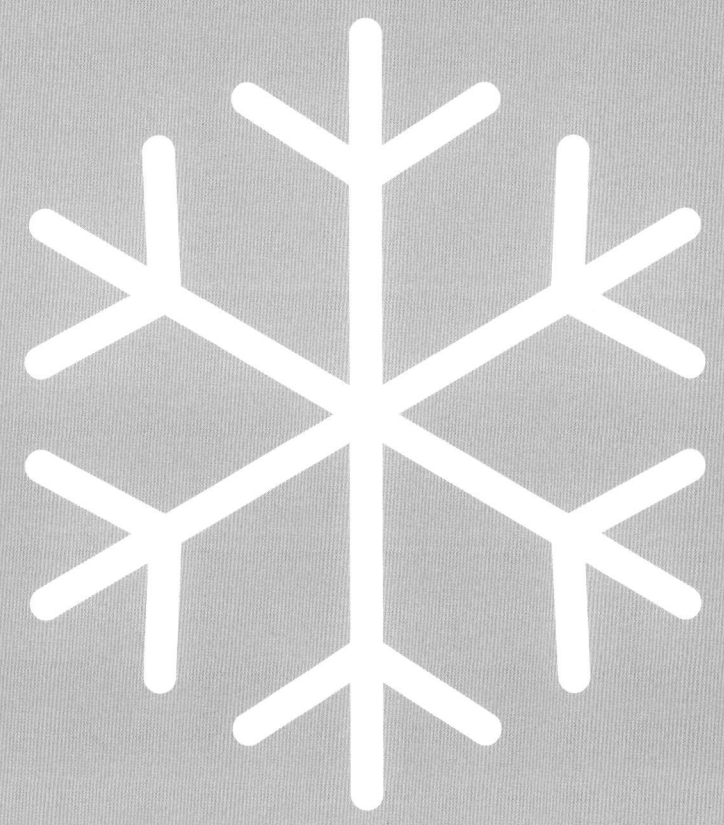

Dinkelvollkornbrot mit Hafer und Karottenaufstrich

ZUTATEN

für 1 Brot
(Kastenform ca. 28 cm)

1 Pkg. Trockengerm (ca. 7 g)
500 ml lauwarmes Wasser
400 g Dinkelvollkornmehl
200 g Haferflocken
    (kleinblättrig)
60 g Leinsamen
100 g Sonnenblumenkerne
1 EL Backpulver, 2 TL Salz
100 ml Milch
2 EL Apfelessig
1 EL Honig

ZUM BESTREUEN:
1–2 EL Haferflocken
    (grob- oder kleinblättrig)

FÜR DEN AUFSTRICH:
400 g Karotten
1 Knoblauchzehe
1 gehäufter TL gemahlener
    Kreuzkümmel
1 TL Currypulver
½ TL gemahlenen Kurkuma
Salz, Pfeffer
2 EL Rapsöl, ½ TL Honig
1 Dose Kichererbsen
    (265 g Abtropfgewicht)
½ Zitrone

VIDEO:

Die Trockenhefe in das lauwarme Wasser geben, umrühren und ca. 5 Minuten stehen lassen.

Mehl, Haferflocken, Leinsamen, Sonnenblumenkerne, Backpulver und Salz in eine große Schüssel geben und vermischen. Milch, Apfelessig und Honig zum Wasser-Hefe-Gemisch geben, gut umrühren und die Mischung zu den trockenen Zutaten gießen. Alles verrühren, bis es einheitlich vermischt ist.

Eine Kastenform mit Backpapier auslegen und den Brotteig hineingeben. Mit 1–2 EL Haferflocken bestreuen und in die Mitte des nicht vorgeheizten Backrohrs geben.

Die Hitze auf 200 °C Ober- und Unterhitze einstellen und das Brot ca. 1 Stunde backen. Den Ofen ausschalten, Ofentür öffnen und das Brot darin auskühlen lassen. Mit dem gerösteten Karottenaufstrich (siehe unten) bestreichen und frisch genießen.

KAROTTENAUFSTRICH

Das Backrohr auf 180 °C vorheizen. Die Karotten und den Knoblauch schälen und in grobe Stücke schneiden. Karotten mit Kreuzkümmel, Currypulver, Kurkuma, Salz, Pfeffer, Rapsöl, Knoblauch und Honig vermischen und in eine Auflaufform oder auf ein Backblech geben. Im vorgeheizten Backrohr etwa 30 Minuten backen, bis sie gut durch sind. Herausnehmen und etwas abkühlen lassen.

Die Kichererbsen in ein Sieb schütten, kalt abspülen und abtropfen lassen. Die Zitrone auspressen. Beides mit der Karottenmischung in ein hohes Gefäß geben und mit dem Stabmixer pürieren. Bei Bedarf noch etwas Rapsöl oder Wasser dazugeben, bis der Aufstrich schön cremig ist. Mit Salz und Pfeffer abschmecken.

 Tipp & Aufbewahrung Das Brot hält bis zu 4 Tage, eingewickelt in ein Geschirrtuch oder einem Papiersackerl. Um es im Handumdrehen wieder frisch zu machen, das Brot in Scheiben schneiden und toasten oder im Backrohr aufwärmen.

Hirseporridge mit Bratapfel und Zimt

ZUTATEN

für 4 Portionen

180 g Hirse
750 ml Milch
40 g Nüsse nach Wunsch
 (z. B. Haselnüsse
 oder Walnüsse)
20 g Mandelblättchen
4 kleine Äpfel
1 Zitrone
½ TL Zimtpulver

Die Hirse in ein Sieb geben und heiß abspülen. Dann mit ca. 1 Liter Wasser in einem Topf aufkochen und 1–3 Minuten kochen lassen. Anschließend in ein Sieb abgießen und nochmals gründlich mit Wasser abspülen.

Die Milch unter Rühren in einem Topf aufkochen. Die Hirse dazurühren, dann die Hitze reduzieren. Die Hirse ca. 15 Minuten leicht köcheln lassen, ab und zu umrühren. Wenn die Milch aufgesogen wurde, den Herd abstellen und die Hirse noch ca. 10 Minuten quellen lassen.

Die Nüsse hacken und mit den Mandelblättchen in einer beschichteten Pfanne ohne Öl goldbraun anrösten. In einer Schüssel oder auf einem Teller abkühlen lassen.

Die Äpfel vierteln, die Kerngehäuse entfernen und die Spalten in kleine Würfel schneiden. In der Pfanne die Apfelstückchen kurz ohne Fett anbraten, dann 100 ml Wasser dazugießen.

Die Zitrone auspressen und den Saft mit Zimt zu den Äpfeln geben. Bei kleiner Hitze ohne Deckel so lange dünsten, bis das ganze Wasser verdampft ist.

Die Hirse auf 4 Schüsseln verteilen, mit Apfelstückchen, Nüssen und Mandelblättchen garnieren. Nach Belieben noch mit etwas Zimt bestäubt servieren.

Topfen-Mohn-Pancakes mit gebratenen Birnen

ZUTATEN
für 4 Portionen

FÜR DIE PANCAKES:
250 g Magertopfen
3 Eier
175 ml Milch (oder auch Hafermilch als pflanzliche Alternative)
1 TL geriebene Bio-Zitronenschale
20 g Feinkristallzucker
1 TL Vanille-Extrakt
80 g Dinkelvollkornmehl
50 g Blaumohn
1 TL Backpulver
1 Prise Salz

FÜR DIE BIRNEN:
4 Birnen
1 TL Zimtpulver

AUSSERDEM:
1 EL Rapsöl zum Braten

VIDEO:

Für die Pancakes Topfen, Eier, Milch, Zitronenabrieb, Zucker und Vanille glatt rühren. Mehl mit Mohn, Backpulver und Salz vermengen, zur Topfenmasse geben und unterrühren.

In einer beschichteten Pfanne das Rapsöl erhitzen. Pro Pancake etwa 1–2 Esslöffel der Masse in die Pfanne geben und je Seite 2–3 Minuten bei mittlerer Hitze goldbraun backen. Fertige Pancakes auf einen Teller geben und zum Warmhalten abdecken, bis alle Pancakes gebacken sind.

Währenddessen die Birnen vierteln und die Kerngehäuse entfernen. Eine Pfanne ohne Öl erhitzen und die Birnen 2–3 Minuten anbraten, den Zimt zufügen und kurz mitbraten. Mit einem Schuss Wasser ablöschen und die gebratenen Birnen zu den Pancakes servieren.

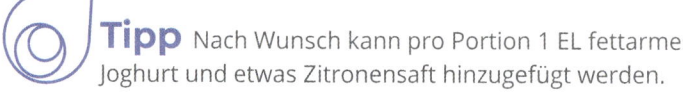 **Tipp** Nach Wunsch kann pro Portion 1 EL fettarmes Joghurt und etwas Zitronensaft hinzugefügt werden.

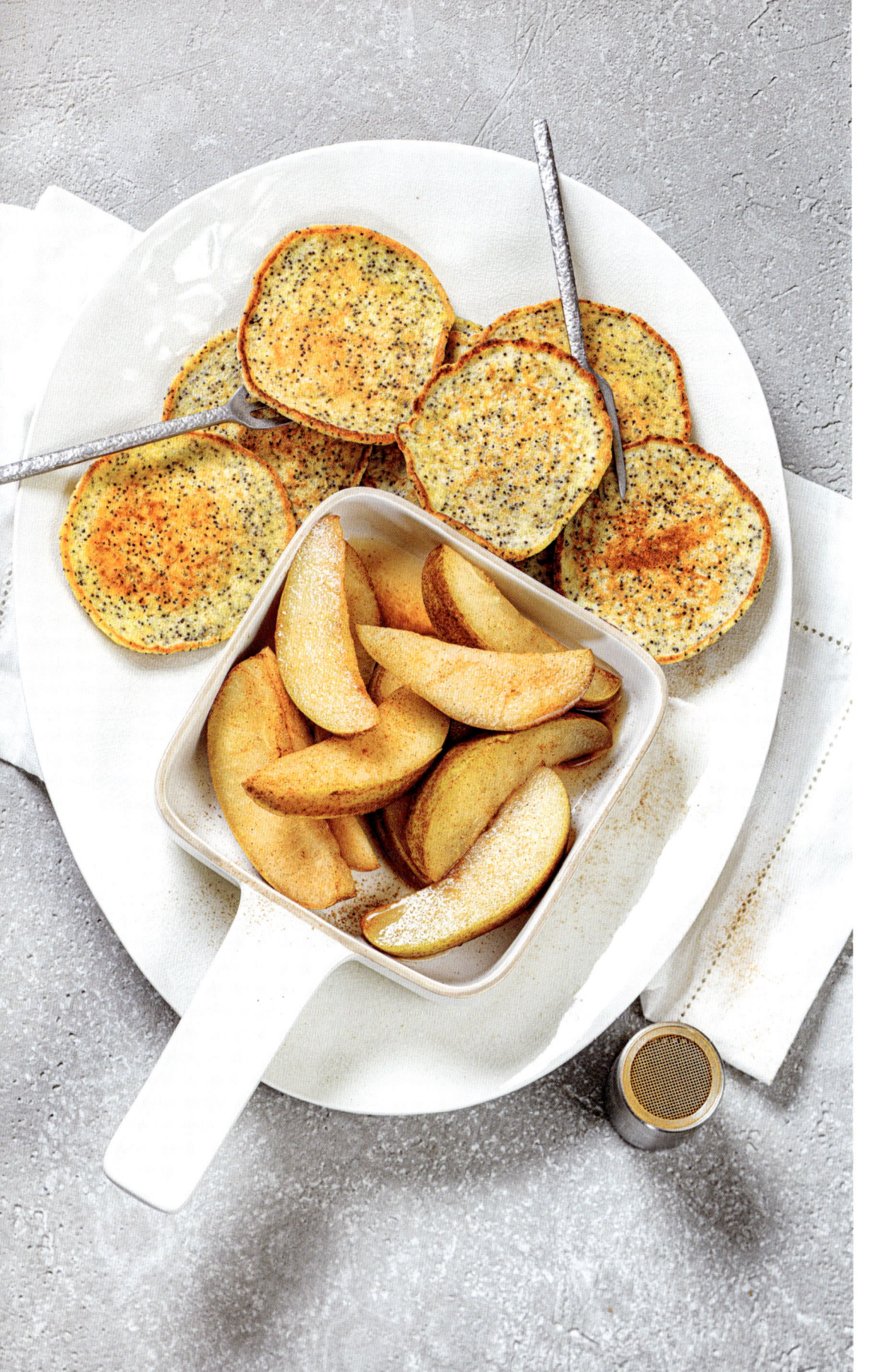

Käseteller mit eingelegtem Kürbis

ZUTATEN
für 1 kg Kürbis

FÜR DEN EINGELEGTEN KÜRBIS:
1 kg Hokkaidokürbis
300 ml Hesperidenessig
80 ml Wasser
300 g Feinkristallzucker
3 Gewürznelken
½ EL gehackte frische Dille
½ EL Ingwerpulver
½ EL Pfeffer
½ EL Salz

FÜR DEN KÄSE:
pro Person 100 g Käse nach Wunsch (z. B. Gouda, Camembert, Jerome)

ZUM GARNIEREN:
2 EL Walnüsse

Den Kürbis schälen und halbieren. Kerne und Fasern entfernen und das Fruchtfleisch raspeln. In saubere, gut verschließbare Gläser füllen.

Essig mit Wasser, Zucker, Gewürzen, Salz und Pfeffer kurz aufkochen lassen und den geraspelten Kürbis damit übergießen. Die Gläser gut verschließen und abkühlen lassen. Einige Tage stehen lassen, damit sich der Geschmack intensivieren kann.

Den Käse auf einem Servierteller oder -brett anrichten, den eingelegten Kürbis in eine kleine Schüssel füllen, zum Käse stellen und mit gehackten Nüssen garnieren.

 Tipp Wer es schärfer mag, kann auch eine mittelscharfe Chilischote zum Kürbis geben. Bei den Nüssen zum Garnieren kann variiert werden.

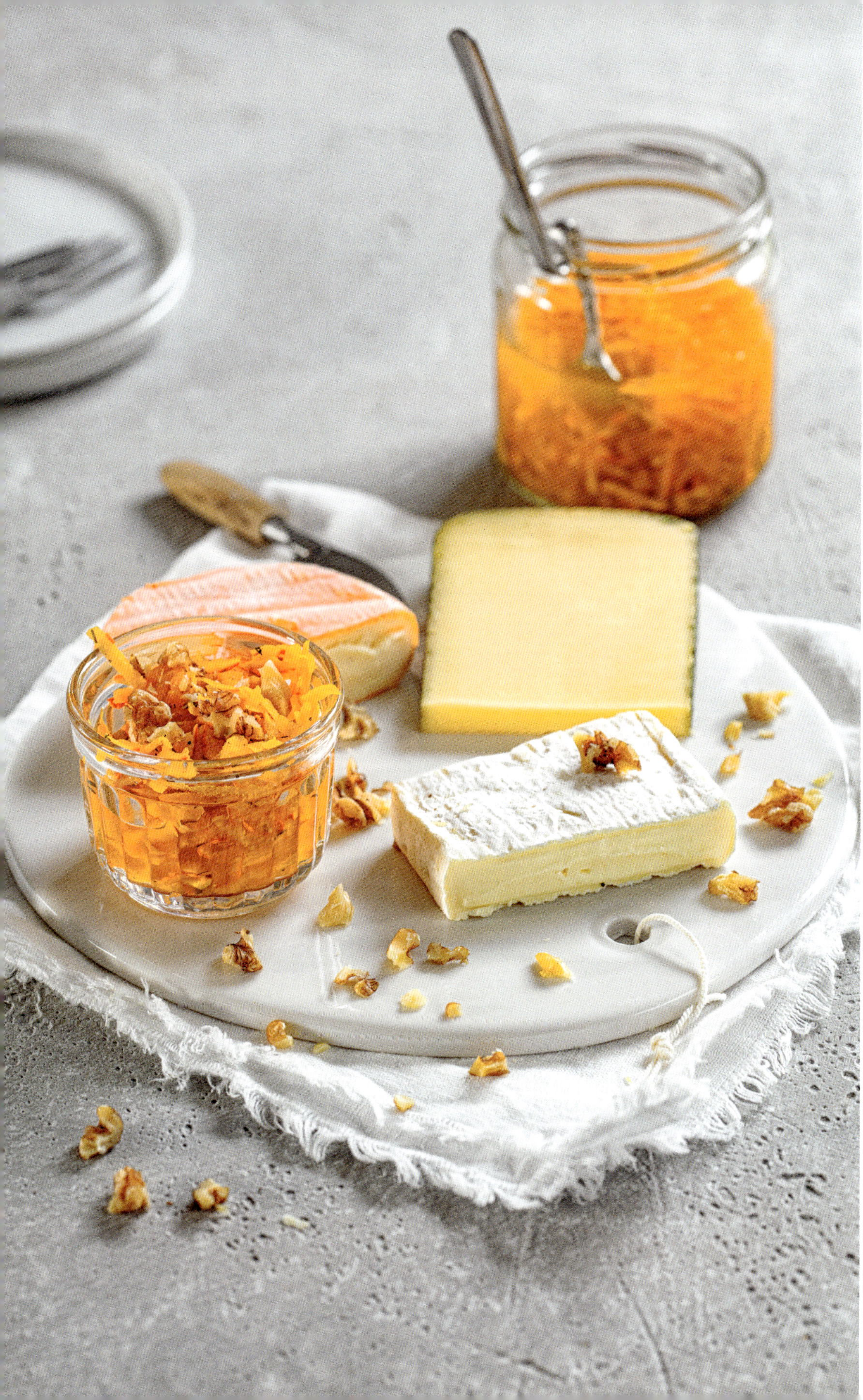

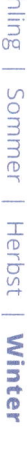
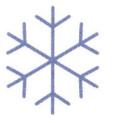

Schwarzwurzelcremesuppe

ZUTATEN
für 4 Portionen

300 g Schwarzwurzeln
1 TL Hesperidenessig
1 Zwiebel
1 EL Rapsöl
800 ml klare Gemüsesuppe
1 Prise geriebene Muskatnuss
1 Prise gemahlener Koriander
Pfeffer, Salz

Die Schwarzwurzeln waschen, schälen, klein schneiden und sofort in Essigwasser einlegen. Dafür den Essig mit ca. 200 ml Wasser verrühren.

Die Zwiebel schälen, fein hacken und in einem Topf im heißen Rapsöl anschwitzen.

Schwarzwurzeln abseihen, zur Zwiebel geben und ca. 3 Minuten mitdünsten. Mit der Suppe ablöschen und würzen.

Das Gemüse weich kochen und pürieren. Nochmals abschmecken und vor dem Anrichten nochmals erhitzen.

Karottensuppe mit Ingwer

ZUTATEN
für 4 Portionen

1 kleine Zwiebel
3 große Karotten
2 EL Rapsöl
700 ml klare Gemüsesuppe
5 g frischer Ingwer
Salz
Pfeffer
100 ml Milch

Die Zwiebel schälen und fein hacken, die Karotten schälen und in grobe Würfel schneiden

Das Rapsöl in einem Topf erhitzen und die Zwiebel darin glasig andünsten. Die Karotten hinzugeben und alles unter Rühren ca. 2 Minuten anbraten.

Mit Gemüsesuppe aufgießen, alles aufkochen und ca. 15 Minuten köcheln lassen, bis das Gemüse weich ist.

Den Ingwer schälen und raspeln. Kurz bevor das Gemüse gar ist, den Ingwer hinzufügen und wenige Minuten mitkochen. Die Suppe mit einem Stabmixer pürieren, die Milch zugeben, abschmecken und nochmals cremig mixen.

Klare Kraut-Gemüse-Erdäpfelsuppe

ZUTATEN
für 4 Portionen

2 Karotten
1 kleiner Kohlrabi
2 Erdäpfel
½ Weißkraut
2 EL Rapsöl
1,5 l klare Gemüsesuppe
Salz
Pfeffer
ca. 2 EL gehackte frische Kräuter nach Belieben (alternativ 2 TL getrocknete)

Karotten, Kohlrabi und Erdäpfel schälen und gemeinsam mit dem Kraut in mundgerechte Stücke schneiden.

Rapsöl in einem großen Topf erhitzen und das geschnittene Gemüse darin ca. 5 Minuten anbraten. Mit der Gemüsesuppe ablöschen und so lange köcheln lassen, bis das Gemüse die gewünschte Konsistenz erreicht hat. Mit Salz, Pfeffer und Kräutern abschmecken.

Tipp Gemüsesuppen-Paste auch mal selbst zubereiten. Dafür **500 g Suppengrün** (Sellerie, Lauch, Karotte, Petersilienwurzel) waschen, nach Bedarf schälen und grob würfeln. Gemüse und **100 g Salz** in einem Blitzhacker zerkleinern, zwischendurch Pausen machen und die Masse mit einer Spatel von den Rändern schieben. In saubere, am besten ausgekochte Schraubverschlussgläser füllen und im Kühlschrank aufbewahren. Die Gemüsewürze ist im Kühlschrank 3–4 Monate haltbar. Damit sie nicht verdirbt, zum Entnehmen immer einen sauberen Löffel nehmen. Verwendung: 1 TL Gemüsewürze auf 250 ml Wasser.

Sellerie-Birnen-Suppe mit zimtigen Nusscroûtons

ZUTATEN
für 4 Portionen

FÜR DIE SUPPE:
1 Zwiebel
300 g Sellerieknolle
1 Birne
1 EL Rapsöl
ca. 1 l klare Gemüsesuppe
125 ml Milch
½ Zitrone
Salz
Pfeffer

FÜR DIE NUSSCROÛTONS:
2 Scheiben Vollkornbrot
20 g Walnüsse
½ TL gemahlener Zimt

AUSSERDEM:
Schnittlauchröllchen
   zum Garnieren

Für die Suppe die Zwiebel schälen und fein hacken. Sellerie und Birne schälen und würfelig schneiden.

Das Rapsöl in einem Topf erhitzen und die Zwiebel darin kurz glasig dünsten, anschließend Sellerie und Birne hinzugeben und unter Rühren ca. 5 Minuten anbraten.

Mit 750 ml Gemüsesuppe aufgießen und ca. 15 Minuten köcheln lassen. Dann die Suppe mit einem Stabmixer fein pürieren. Die Milch zugeben und nochmals aufmixen. Die Zitrone auspressen.

Die Suppe mit Salz, Pfeffer und Zitronensaft abschmecken. Falls die Suppe zu dick ist, kann sie mit der restlichen Gemüsesuppe noch verdünnt werden.

Für die Nusscroûtons das Brot in kleine Würfel schneiden und die Walnüsse grob hacken. Beides in einer beschichteten Pfanne ohne Fett knusprig rösten und mit Zimt bestreuen.

Die Suppe in Tellern oder Schüsseln anrichten. Mit Nusscroûtons und Schnittlauch bestreut servieren.

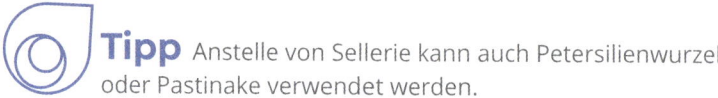

Tipp Anstelle von Sellerie kann auch Petersilienwurzel oder Pastinake verwendet werden.

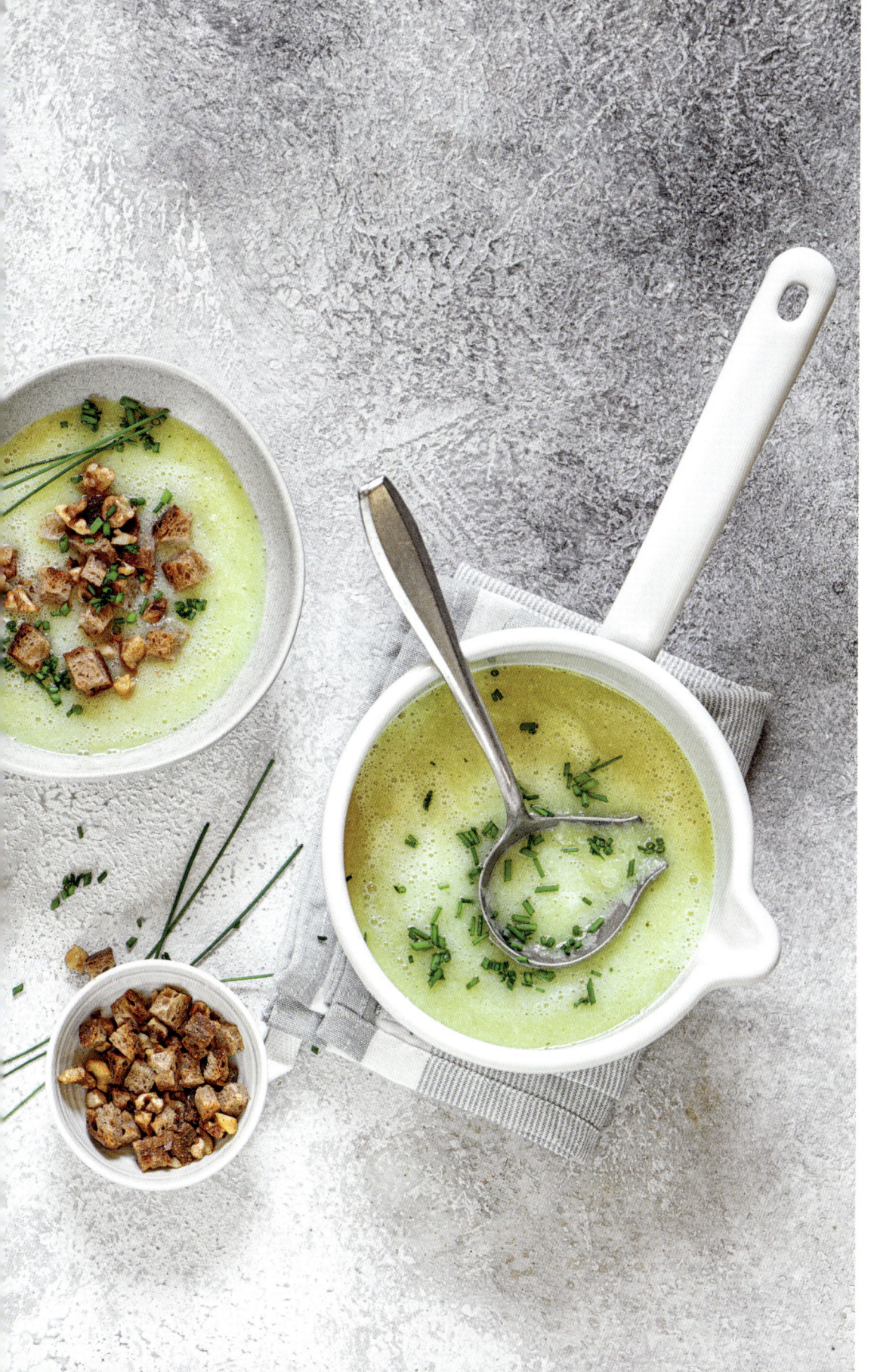

Käferbohnensalat mit Käsestreifen und Kernöl

ZUTATEN
für 4 Portionen

360 g Käferbohnen
　(aus dem Glas)
60 g Karotte
60 g gelbe Rübe
60 g Selleriestange
1 Zwiebel
3 EL Hesperidenessig
3 EL Wasser
1 Prise Feinkristallzucker
2 EL Kürbiskernöl
Salz
Pfeffer
1 TL Kräuter der Provence
240 g Schnittkäse nach Wunsch
　(z. B. Gouda, Traungold oder
　Almkönig)

Die Käferbohnen in ein Sieb schütten, abspülen und abtropfen lassen. Das Gemüse in feine Stifte, die Zwiebel in feine Ringe schneiden. Käferbohnen mit Gemüse und Zwiebelringen in eine Salatschüssel geben.

Aus Essig, Wasser, Zucker und Öl ein Dressing rühren. Salz, Pfeffer und die Kräuter hinzugeben, alles vermengen und den Salat abschmecken. Abgedeckt ca. 1 Stunde ziehen lassen.

Den Schnittkäse in feine Streifen schneiden und auf 4 Teller aufteilen. Den Käferbohnensalat auf den Käsestreifen anrichten und mit Brot genießen.

Rote-Linsen-Curry mit Dinkelreis

ZUTATEN
für 4 Portionen

300 g buntes Gemüse der Saison (Wurzelgemüse, Süßkartoffel, Kürbis, Kohlrabi etc.)
2 Zwiebeln
1 Scheibe Ingwer (ca. 2 cm)
1 EL Rapsöl
je 1 TL Currypulver, getrockneter Oregano und Majoran
1 Lorbeerblatt
1 Prise Chilipulver
Pfeffer
½ TL gemahlener Koriander
1 Prise gelbe Senfsaat
1 EL Tomatenmark
ca. 500 ml Wasser
200 g rote Linsen
200 g Dinkelreis
75 ml Hafermilch
2 EL gehackte frische Petersilie (glatte oder krause)
klare Gemüsesuppe und Salz (nach Bedarf)

Sämtliches Gemüse in kleine Würfel schneiden. Die Zwiebeln schälen und klein hacken. Den Ingwer schälen und reiben.

Das Öl in einem Topf erhitzen und die Zwiebeln darin glasig anbraten. Nun Ingwer und die Gewürze zugeben und mitbraten, bis sie gut duften. Das Gemüse und das Tomatenmark zugeben, ebenfalls kurz mitbraten.

Mit Wasser aufgießen und die Mischung aufkochen. Etwa 5 Minuten köcheln lassen, dann die Linsen zufügen. Das Curry weitere 15–20 Minuten köcheln lassen, bis das Gemüse und die Linsen zart sind. In der Zwischenzeit den Dinkelreis laut Packungsangabe zubereiten.

Kurz vor dem Kochende die Hafermilch zufügen, die Petersilie unterrühren und das Curry mit Gemüsesuppe oder Salz abschmecken. Zusammen mit dem Dinkelreis servieren.

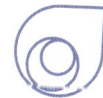 **Tipp** Alternativ kann statt Koriander und Senfsaat auch die doppelte Menge an Currypulver verwendet werden.

Die Hafermilch verleiht dem Curry einen cremigen Geschmack! In herkömmlichen Rezepten wird meist Kokosmilch verwendet. Hafermilch ist ebenso leicht süßlich, aber im Vergleich zur Kokosmilch regional und viel fettärmer.

Grünkern-Bolognese

ZUTATEN
für 4 Portionen

1 große Zwiebel
200 g Karotten
250 g Sellerieknolle
2 EL Rapsöl
2 Knoblauchzehen
100 g Grünkernschrot
2 EL Tomatenmark
1 Schuss Balsamicoessig
1 Dose gehackte Tomaten (Füllmenge ca. 400 g)
600 ml klare Gemüsesuppe
Salz
Pfeffer
2 EL gehackter frischer Oregano (alternativ 2 TL getrockneter)
360 g Vollkornnudeln nach Wunsch (z. B. Spaghetti oder Penne)

Zwiebel, Karotten und Sellerie putzen und in sehr feine Würfel schneiden. Alternativ kann das Gemüse auch gerieben oder in einer Küchenmaschine zerkleinert werden.

Das Öl in einer Pfanne erhitzen. Das Gemüse hineingeben, den Knoblauch schälen und hinzupressen. Unter Rühren ca. 2 Minuten anbraten. Anschließend in eine Schüssel umfüllen und zur Seite stellen.

Den Grünkernschrot in derselben Pfanne für ca. 3 Minuten anbraten, dann das Tomatenmark hinzugeben und nochmals für ca. 3 Minuten anbraten.

Den Pfanneninhalt mit Balsamico ablöschen und die gehackten Tomaten, das angebratene Gemüse und die Gemüsesuppe hinzugegeben. Mit Salz, Pfeffer und Oregano würzen, dann die Sauce mit Deckel für ca. 45 weitere Minuten sanft köcheln lassen.

In der Zwischenzeit Vollkornnudeln nach Packungsangabe in kochendem, leicht gesalzenem Wasser al dente kochen. Falls die Bolognese am Ende der Garzeit zu trocken erscheint, 1–2 Schöpflöffel Nudelwasser dazugeben.

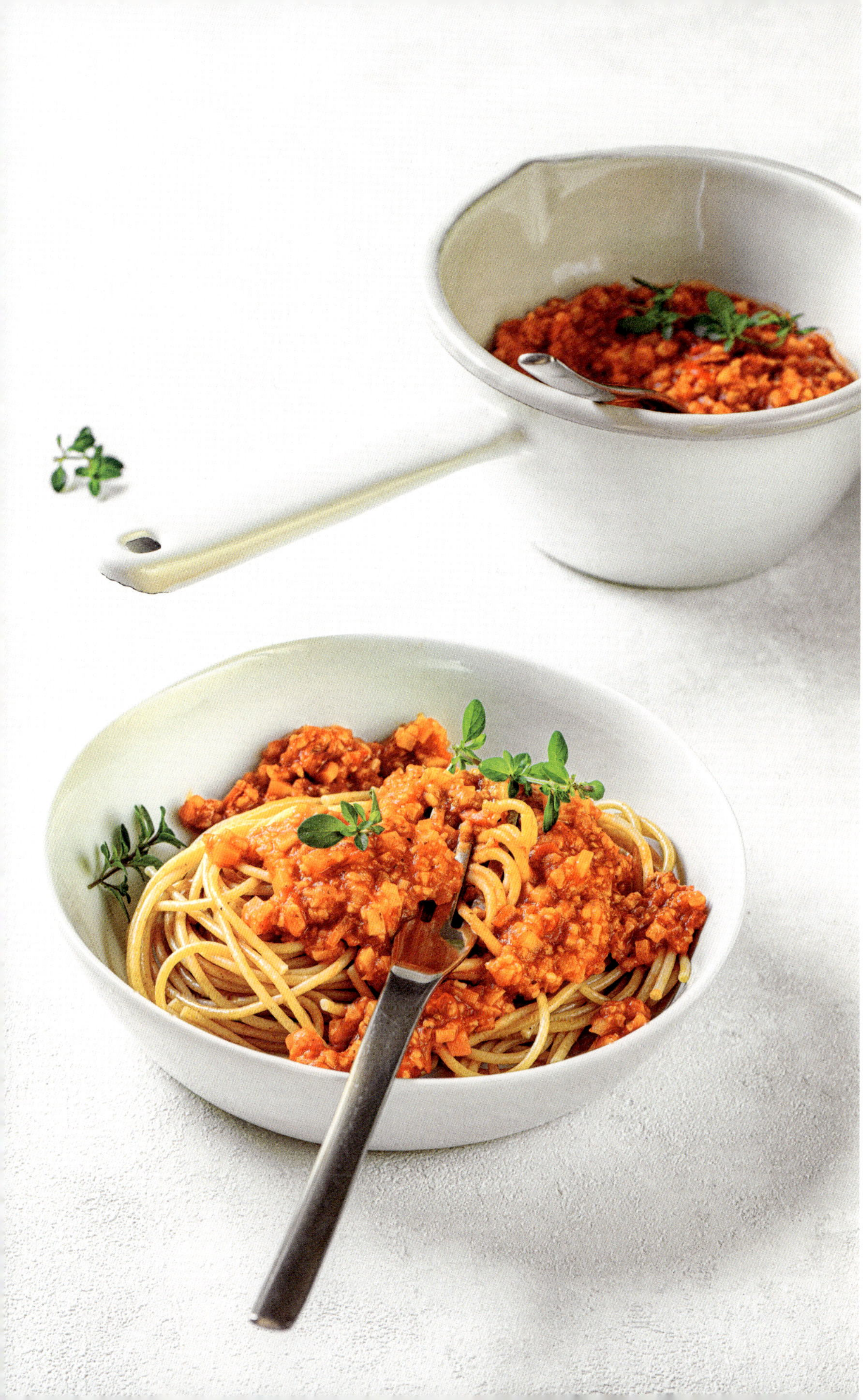

Frühling | Sommer | Herbst | **Winter**

Vegetarisches Chili mit selbst gemachtem Fladenbrot

ZUTATEN
für 4 Portionen

FÜR DAS CHILI:
1 Zwiebel
1 Paprika (rot, nach Verfügbarkeit)
2 Karotten
130 g rote oder gelbe Linsen
2 EL Rapsöl
2 EL Tomatenmark
je 1 Prise gemahlener Zimt, Kreuzkümmel, Cayennepfeffer und Paprikapulver (nach Wunsch mehr)
300 ml klare Gemüsesuppe oder Wasser
150 g Maiskörner aus der Dose (Abtropfgewicht)
240 g Kidneybohnen aus der Dose (Abtropfgewicht)
240 g schwarze Bohnen oder andere Bohnen nach Belieben aus der Dose (Abtropfgewicht)
400 g stückige Tomaten aus der Dose
3 EL Balsamicoessig
Salz, Pfeffer
10 g Bitterschokolade oder 1–2 EL Kakaopulver

FÜR 4–6 FLADENBROTE:
100 g Weizenvollkornmehl
50 g Weizenmehl (Type W480)
1 TL Backpulver, ½ TL Salz
130 g Naturjoghurt

AUSSERDEM:
Mehl für die Arbeitsfläche
Rapsöl nach Bedarf

Für das Chili die Zwiebel schälen und fein würfeln. Paprika putzen und würfeln. Die Karotten schälen und in kleine Würfel schneiden. Linsen in einem Sieb mit kaltem Wasser waschen und abtropfen lassen.

Das Öl in einem großen Topf erhitzen. Zwiebel mit dem Tomatenmark darin ca. 2 Minuten unter Rühren anbraten. Dann Paprika, Karotten, Linsen und Gewürze dazugeben und kurz mitbraten. Mit der Gemüsesuppe ablöschen, aufkochen und 10–15 Minuten köcheln lassen, bis die Linsen weich sind.

Mais und Bohnen in ein Sieb abgießen, abspülen und abtropfen lassen. Mit den stückigen Tomaten in den Topf geben und 5 Minuten bei geringer Hitze ziehen lassen. Balsamicoessig unterrühren, mit Salz und Pfeffer abschmecken und ganz zum Schluss die Bitterschokolade bzw. das Kakaopulver darin schmelzen.

Für die Fladenbrote die beiden Mehlsorten in einer Schüssel mit dem Backpulver und dem Salz vermischen. Joghurt zugeben und alles zu einem glatten Teig verrühren. Falls der Teig klebrig oder zu trocken ist, noch etwas Mehl oder Joghurt zugeben. Anschließend ca. 30 Minuten im Kühlschrank rasten lassen.

Den Teig in 4–6 gleich große Stücke teilen. Jedes Teigstück auf einer bemehlten Arbeitsfläche mit einem Nudelholz zur gewünschten Größe ausrollen. Eine beschichtete Pfanne erhitzen und mit Rapsöl bepinseln (bei einer gut beschichteten Pfanne wird kein Öl benötigt). Die Fladenbrote auf beiden Seiten in der Pfanne ausbacken. Sobald der Teig Blasen wirft, kann das Brot gewendet werden, dazu braucht jede Seite etwa 2 Minuten.

VIDEO:

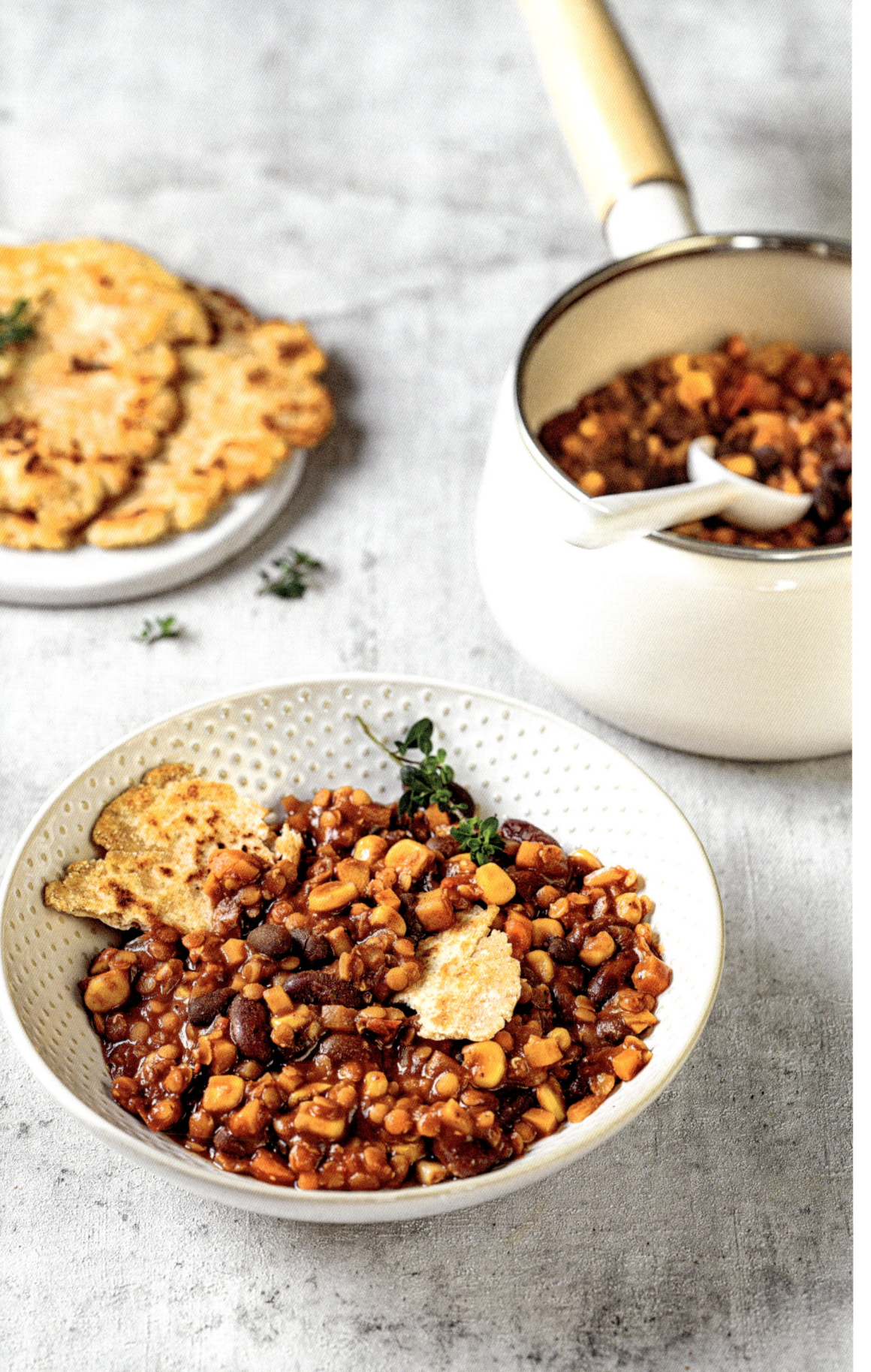

Rote-Rüben-Hirse-Laibchen mit Joghurtdip

ZUTATEN
für 4 Portionen

FÜR DIE LAIBCHEN:
400 g Rote Rübe
200 g Hirse
600 ml klare Gemüsesuppe
1 große Zwiebel
2 EL Rapsöl
2 Eier
Salz
Pfeffer
1 EL frisch geriebener Kren
40 g Semmelbrösel (bei Bedarf)

FÜR DEN JOGHURT-DIP MIT SCHNITTLAUCH:
250 g Magertopfen
125 g Naturjoghurt
2 EL Schnittlauchröllchen
1 TL geriebener frischer Kren
   (nach Belieben)
Salz
Pfeffer

Die Rote Rübe ungeschält (so blutet sie nicht aus und behält ihre Farbe) in Wasser ca. 1 Stunde weich kochen. Hirse in Wasser aufkochen und für 1–3 Minuten kochen lassen. Anschließend in ein Sieb abgießen und gut mit Wasser abspülen, um die Bitterstoffe zu entfernen.

Die Gemüsesuppe aufkochen und die Hirse unter Rühren einrieseln lassen. Die Hirse köcheln lassen, bis die ganze Flüssigkeit aufgenommen wurde und die Hirse weich ist. Bei Bedarf mehr Wasser oder Suppe hinzufügen. Vom Herd nehmen und etwas auskühlen lassen.

Währenddessen die Zwiebel schälen und fein hacken. Das Öl in einer Pfanne erhitzen und die Zwiebel darin glasig anbraten. Ebenfalls auskühlen lassen.

Das Backrohr auf 180 °C Ober-/Unterhitze vorheizen. Die Rote Rübe schälen und in kleine Würfel schneiden. Die ausgekühlte Hirse mit der Roten Rübe, Zwiebel, Eiern, Salz, Pfeffer und Kren vermischen. Wenn die Masse schlecht zusammenhält, die Semmelbrösel daruntermischen.

Ein Backblech mit Backpapier auslegen. Aus der Masse Laibchen formen und auf das Backblech setzen. Für 20–30 Minuten backen, nach der Hälfte der Backzeit Laibchen wenden.

Für den Dip den Topfen mit dem Joghurt glatt rühren. Dip mit Schnittlauch, Salz und Pfeffer abschmecken. Nach Belieben den frisch geriebenen Kren daruntermischen. Laibchen gemeinsam mit dem Topfen-Joghurt-Dip servieren

Schweinsrückensteak mit Champignonsauce und Kräuterspätzle

ZUTATEN
für 4 Portionen

FÜR DAS SCHWEINS-RÜCKENSTEAK:
4 Stück Schweinskarree à 140 g
1 TL Paprikapulver (edelsüß)
1 Prise gemahlener Kümmel
2 TL gehackter frischer Rosmarin
Pfeffer
1 EL Rapsöl
Salz

FÜR DIE CHAMPIGNON-SAUCE:
1 Zwiebel
2 Knoblauchzehen
200 g Champignons
1 EL Rapsöl
200 ml klare Gemüsesuppe
2 TL Maisstärke
Salz
Pfeffer
1 Prise gemahlener Kümmel

FÜR DIE SPÄTZLE:
3 Eier
125 ml Wasser
125 g Weizenmehl (Type W700)
125 g Weizenvollkornmehl
2 EL gehackte frische Petersilie
1 Prise Salz
1 Prise Muskatnuss

Die Steaks mit Paprikapulver, Kümmel, Rosmarin und Pfeffer einreiben. Abgedeckt mindestens 2 Stunden im Kühlschrank marinieren lassen, besser über Nacht.

Für die Sauce die Zwiebel schälen und in kleine Würfel schneiden, Knoblauch schälen und durch eine Presse drücken, die Champignons blättrig schneiden.

Das Öl in einem Topf erhitzen und die Zwiebel darin glasig anbraten. Knoblauch und Champignons dazugeben und ca. 2 Minuten unter Rühren mitbraten. Mit Gemüsesuppe ablöschen, würzen und kurz köcheln lassen. Maisstärke mit etwas Wasser anrühren und die Sauce damit binden. Mit Salz und Gewürzen abschmecken.

Für die Spätzle alle Zutaten zu einem zähflüssigen Teig schlagen und mit einer Spätzle-Reibe in einen Topf mit kochendem Salzwasser reiben. Wenn sie an die Oberfläche steigen, mit einer Schaumkelle herausheben und abtropfen lassen.

Die Steaks rechtzeitig aus dem Kühlschrank nehmen und Zimmertemperatur annehmen lassen. Das Öl in einer Pfanne stark erhitzen und die Steaks darin auf jeder Seite ca. 3 Minuten braten, bis sie gar sind. Mit etwas Salz würzen und zusammen mit Spätzle und Champignonsauce auf Teller verteilen und servieren.

Geschmortes Hirschedelragout mit Preiselbeeren und Waldviertler Erdäpfelknödeln

ZUTATEN
für 4 Portionen

FÜR DAS HIRSCHEDEL-RAGOUT:
600 g Hirschfleisch
200 g Wurzelwerk (Karotten, Gelbe Rüben, Sellerie und Zwiebel)
2 EL Tomatenmark
1–2 EL Senf
1 TL Ketchup
1–2 EL Preiselbeermarmelade
1 l klare Gemüsesuppe
3 Pimentkörner
2 Wacholderbeeren
je 1 Prise getrockneter Rosmarin, Thymian, Majoran und Liebstöckel
2 Lorbeerblätter
Salz, Pfeffer
1 EL Hesperidenessig

FÜR DIE WALDVIERTLER-ERDÄPFELKNÖDEL:
500 g mehlige Erdäpfel
Salz
1 EL Grieß
100 g Erdäpfelstärke

AUSSERDEM:
2 TL Maisstärke zum Andicken nach Belieben

Für das Ragout das Hirschfleisch in 3 cm große Würfel schneiden. Das Wurzelwerk putzen und in 1 cm große Würfel schneiden.

Die Gemüsewürfel in einer beschichteten Pfanne ohne Fett anrösten, bis sie goldbraun werden. Dann aus der Pfanne nehmen und das Fleisch hineingeben. Anrösten, bis es von allen Seiten Farbe angenommen hat, dann Tomatenmark, Senf, Ketchup und Preiselbeermarmelade dazugeben.

Die Gemüsesuppe zum Fleisch gießen und die Gewürze zugeben. Bei geschlossenem Deckel und kleiner Hitze ca. 1 ½ Stunden zart kochen. Anschließend die Gemüsewürfel hinzufügen. Die Lorbeerblätter entfernen und das Ragout mit Essig und Gewürzen abschmecken. Nach Bedarf mit Maisstärke eindicken und einmal aufkochen.

Für die Waldviertler Erdäpfelknödel die Erdäpfel in leicht gesalzenem Wasser ca. 20 Minuten gar kochen. Dann abseihen, noch heiß schälen und sofort in eine Schüssel pressen.

Grieß, Stärkemehl und etwas Salz hinzufügen und alles zu einem Teig verkneten. Den Teig in 4–5 Portionen teilen und diese zu Knödeln formen.

Die Knödel in siedendem, leicht gesalzenem Wasser ca. 20 Minuten gar ziehen lassen, bis sie an die Oberfläche steigen.

Mit einem Schaumlöffel aus dem Wasser heben und zusammen mit dem Ragout servieren.

VIDEO:

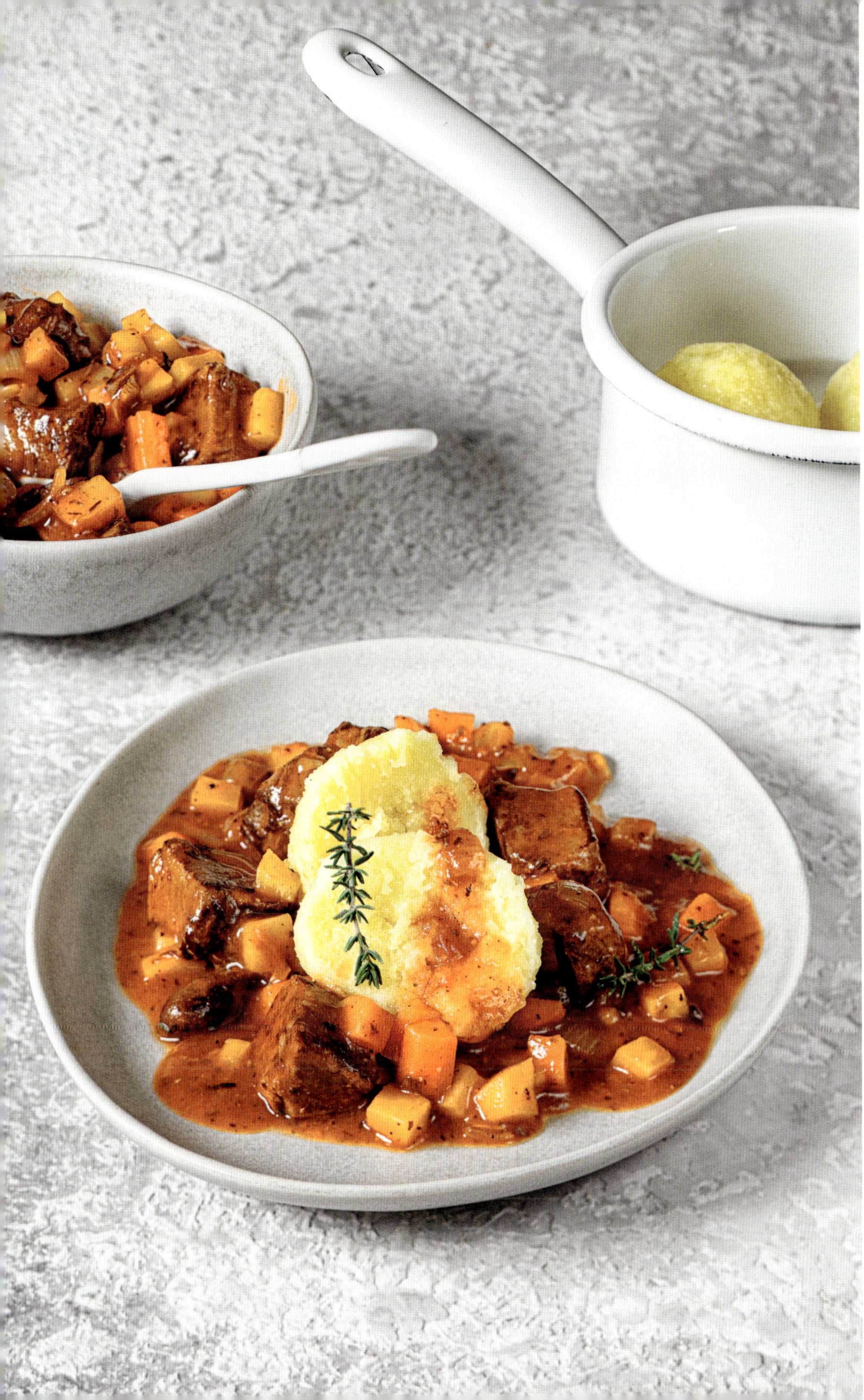

Frühling | Sommer | Herbst | **Winter**

Buntes Ofengemüse mit Fetakäse und gebratener Hühnerbrust

ZUTATEN
für 4 Portionen

300 g Kürbis (z. B. Hokkaido, Butternuss oder Muskatkürbis)
300 g Erdäpfel
1–2 Süßkartoffeln
150 g Karotten
150 g Pastinake
150 g Petersilienwurzeln
1 Rote Rübe
1–2 Gemüsezwiebeln
2–3 Knoblauchzehen
1 Stange Lauch
je 1 EL gehackter frischer Thymian, Rosmarin, Oregano und Majoran (alternativ je 1 TL getrocknete Kräuter)
1 TL Paprikapulver (edelsüß)
1 Prise Chilipulver nach Belieben
Salz
Pfeffer
200 g Fetakäse
500 g Hühnerbrustfilet
1 EL Rapsöl

Das Backrohr auf 200 °C vorheizen. Den Kürbis schälen, putzen und in kleine Würfel schneiden. Die Erdäpfel und Süßkartoffeln schälen und in kleine Stücke schneiden.

Die Karotten, Pastinaken, Petersilienwurzeln und Rote Rübe (mit Handschuhen), Zwiebeln und Knoblauch schälen, den Lauch putzen und das ganze vorbereitete Gemüse grob schneiden.

In einer großen Schüssel drei Viertel der Kräuter, Gewürze und Öl verrühren und mit Gemüse und Erdäpfeln gut vermischen. Alles auf ein mit Backpapier ausgelegtes Backblech geben und im Backrohr ca. 30 Minuten backen. Danach den Feta darüberstreuen und das Gemüse weitere 10 Minuten überbacken.

Die Hühnerbrust kalt abspülen und trocken tupfen. Im Ganzen mit den restlichen Kräutern, Salz und Pfeffer in einer beschichteten Pfanne im heißen Rapsöl gar braten, bis sie von allen Seiten Bräune angenommen hat. Aufgeschnitten zum fertigen Ofengemüse servieren.

 Tipp Dieses Rezept passt auch im Sommer mit saisonalen Gemüse herrlich zu Gegrilltem. Alternativ zu fettreichen Fertigsaucen schmeckt dazu ein leichter Joghurt-Kräuter-Dip.

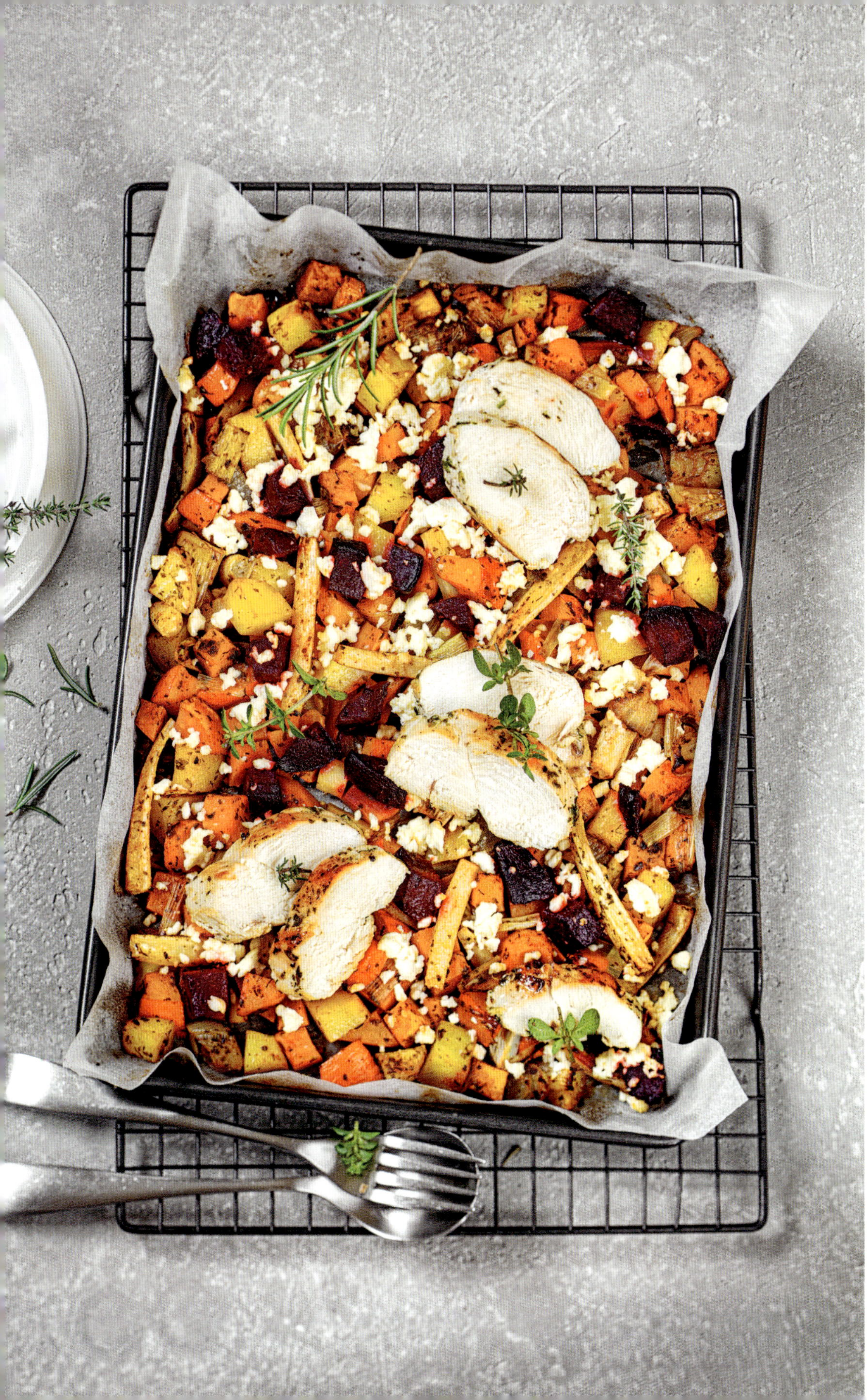

Frühling | Sommer | Herbst | **Winter**

137

Karpfen mit Haselnuss-Kräuterkruste und Erdäpfel-Maronipüree

ZUTATEN
für 4 Portionen

FÜR DIE KRUSTE:
100 g geriebene Haselnüsse
100 g Magertopfen
1 Ei
1 TL gehackter frischer Rosmarin oder ½ TL getrockneter Rosmarin
2 TL frische Thymianblätter oder 1 TL getrockneter Thymian
Salz
Saft von ½ Zitrone

FÜR DEN FISCH:
4 Karpfenfilets (à 120 g)
Saft von ½ Zitrone
Salz
Pfeffer
1 EL Rapsöl

FÜR DAS ERDÄPFEL - MARONIPÜREE:
4 große mehlige Erdäpfel
150 g Maronipüree
100 ml Milch
1 Prise Muskatnuss
Salz
Pfeffer

Für die Kruste die geriebenen Haselnüsse mit Magertopfen, Ei und den Kräutern vermengen. Mit Salz und etwas Zitronensaft abschmecken. Die Masse abgedeckt für ca. 15 Minuten kalt stellen, damit sie gut durchziehen kann.

Die Karpfenfilets abspülen und trocken tupfen. Mit Zitronensaft, Salz und Pfeffer würzen. Das Rapsöl in einer Pfanne erhitzen und die Filets darin von beiden Seiten anbraten.

Die Filets in eine Auflaufform legen, mit der Topfenmasse bestreichen und im Backrohr bei 180 °C ca. 15 Minuten goldgelb überbacken.

In der Zwischenzeit für das Püree leicht gesalzenes Wasser aufkochen. Die Erdäpfel schälen, in 2 cm große Würfel schneiden und weich garen. Dann abgießen, in einen Topf geben und noch heiß, gemeinsam mit dem Maronipüree und der Milch, zu einem Püree verarbeiten. Mit frisch geriebener Muskatnuss, Salz und Pfeffer abschmecken.

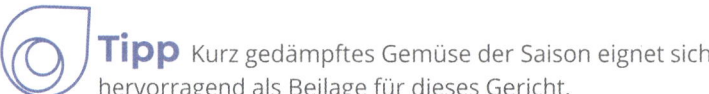

Tipp Kurz gedämpftes Gemüse der Saison eignet sich hervorragend als Beilage für dieses Gericht.

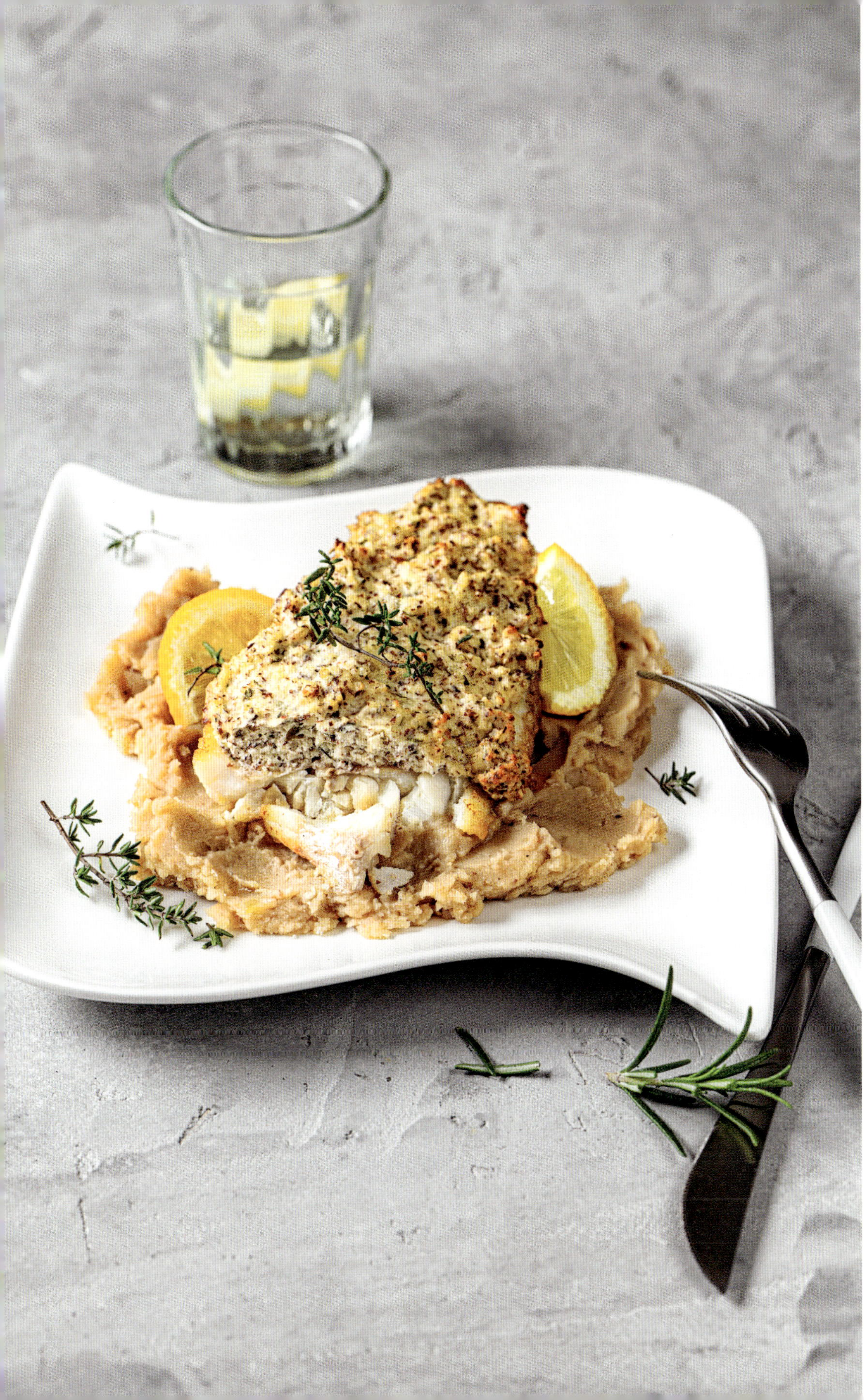

Polenta-Mohnschmarren mit heißen Zimtpflaumen

ZUTATEN
für 4 Portionen

FÜR DEN SCHMARREN:
4 Eier
150 g Magertopfen
100 g Naturjoghurt
abgeriebene Schale von
    1 Bio-Zitrone
2 TL Vanillezucker
2 EL Rosinen (optional)
40 g Polenta
60 g Feinkristallzucker
20 g Maisstärke
40 g Mohn
2 EL Öl

FÜR DIE ZIMTPFLAUMEN:
250 g Pflaumen oder
    Zwetschken
2 Zimtstangen
2 EL Feinkristallzucker

AUSSERDEM:
Staubzucker zum Garnieren

Für den Schmarren-Teig die Eier trennen, Eiklar beiseitestellen. Eidotter mit Magertopfen und Naturjoghurt glatt rühren. Zitronenschale, Vanillezucker, Polenta und nach Belieben Rosinen hinzurühren und die Mischung mindestens 45 Minuten abgedeckt im Kühlschrank ziehen lassen.

In der Zwischenzeit für die Zimtpflaumen die Zwetschken waschen, halbieren und entsteinen. Dann mit Zimtstangen und in wenig Wasser weich dünsten. Am Ende der Garzeit mit etwas Zucker abschmecken.

Für den Schmarren das Eiklar mit Zucker und Maisstärke zu cremigem Schnee schlagen. Den Mohn und die Topfenmasse verrühren, dann den Eischnee darunterheben. Den Schmarren entweder in einer beschichteten Pfanne oder im Backrohr zubereiten.

Für die Zubereitung in der Pfanne das Öl darin erhitzen und den Teig hineingießen. Der Teig sollte ca. 1 cm hoch in der Pfanne sein. Wenn mehr Teig vorhanden ist, in zwei Portionen backen. Den Teig auf der Unterseite goldgelb backen, dann vorsichtig wenden und auf der anderen Seite fertig ausbacken.

Für die Zubereitung im Backrohr dieses auf 180 °C vorheizen. Mit dem Öl eine Auflaufform einfetten und den Teig hineingeben. Der Teig sollte ca. 2 cm hoch sein. Den Schmarrn für 15–20 Minuten im Backrohr goldgelb backen.

Zum Servieren den Schmarren mithilfe von Pfannenwendern in der Pfanne oder in der Auflaufform zerteilen. Auf Tellern mit den Zimtpflaumen anrichten und mit Staubzucker bestreut servieren.

Tipp Da heimische Pflaumen im Winter nicht erhältlich sind, friert man am besten die frischen Früchte im Herbst ein und bereitet dann daraus die köstlichen Zimtpflaumen zu.

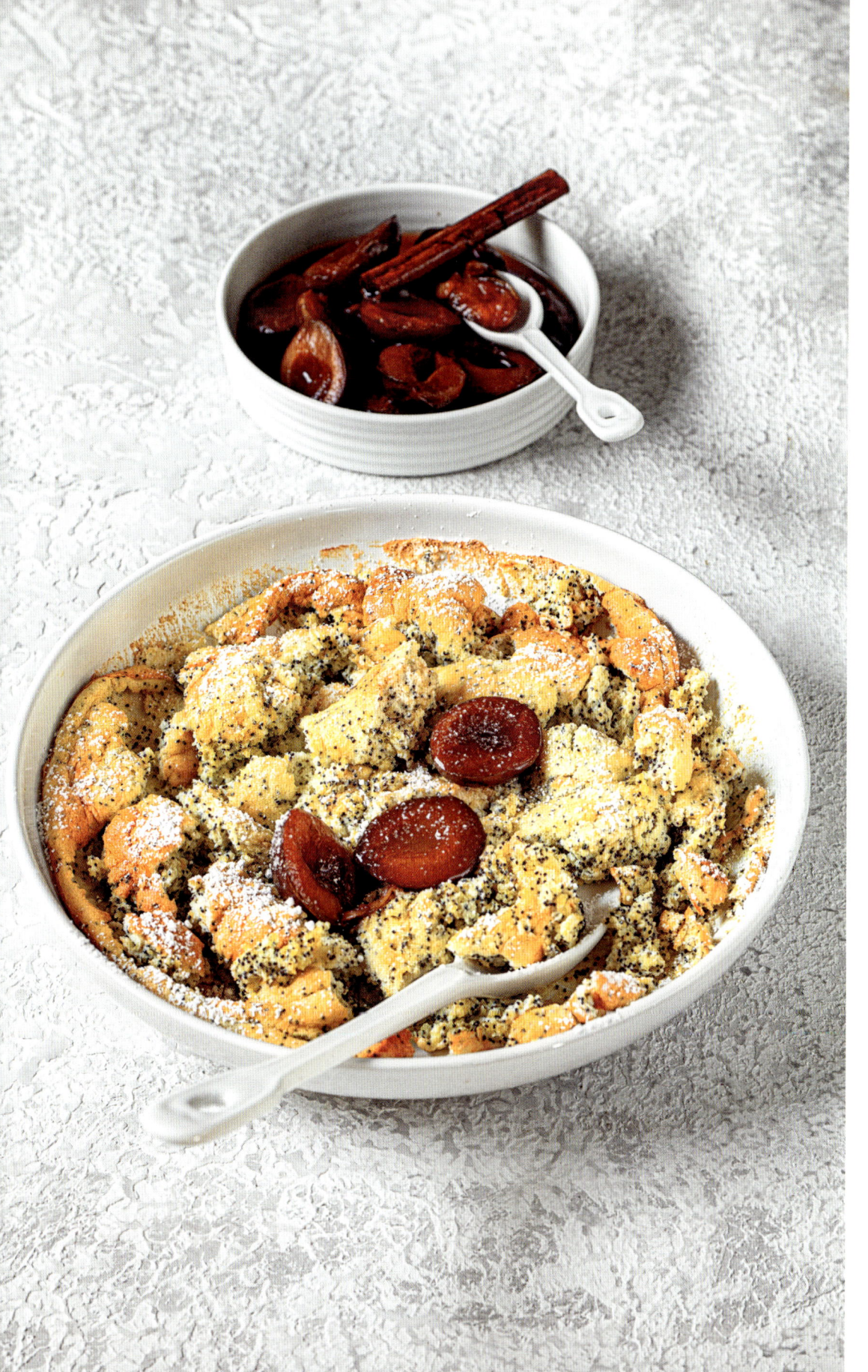

Topfen-Mokka-Schnitte

ZUTATEN
für 1 Blech (20 Stücke)

FÜR DEN TEIG:
5 Eier
70 g Feinkristallzucker
150 g Dinkelvollkornmehl

FÜR DEN BELAG:
3 Blatt Gelatine
500 ml Milch
1 Pkg. Vanillepuddingpulver
100 g Feinkristallzucker
500 g Magertopfen
200 g Joghurt
40 Biskotten
3 Tassen kalter Kaffee

AUSSERDEM:
Backkakao zum Bestreuen

Das Backrohr auf 180 °C vorheizen. Ein Backblech mit Backpapier belegen. Die Eier mit dem Zucker schaumig aufschlagen und das Dinkelvollkornmehl langsam unterheben. Die Masse auf dem Blech verteilen und ca. 10 Minuten backen.

Für die Creme die Gelatine nach Packungsangabe in kaltem Wasser einweichen. Aus Milch, Puddingpulver und Zucker nach Packungsangabe einen Pudding herstellen. Die Gelatineblätter ausdrücken und in der noch heißen Puddingmasse auflösen.

Den Pudding direkt auf der Oberfläche mit Frischhaltefolie abdecken (verhindert eine Hautbildung) und abkühlen lassen. Topfen, kalten Pudding und Joghurt glatt rühren.

Einen Kuchenrahmen um den Kuchen legen. Dann den Boden mit einer dünnen Schicht Creme bestreichen. Die Hälfte der Biskotten kurz im Kaffee tränken und darauflegen, darauf die Hälfte der restlichen Creme verteilen. Die restlichen Biskotten tränken und daraufgeben, zum Schluss die restliche Creme daraufstreichen.

Für mindestens 5 Stunden, besser noch über Nacht, abgedeckt kalt stellen. Vor dem Servieren mit Backkakao bestreuen.

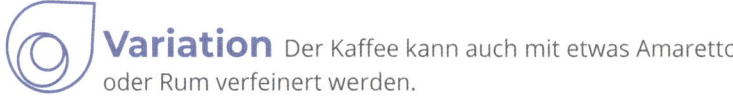 **Variation** Der Kaffee kann auch mit etwas Amaretto oder Rum verfeinert werden.

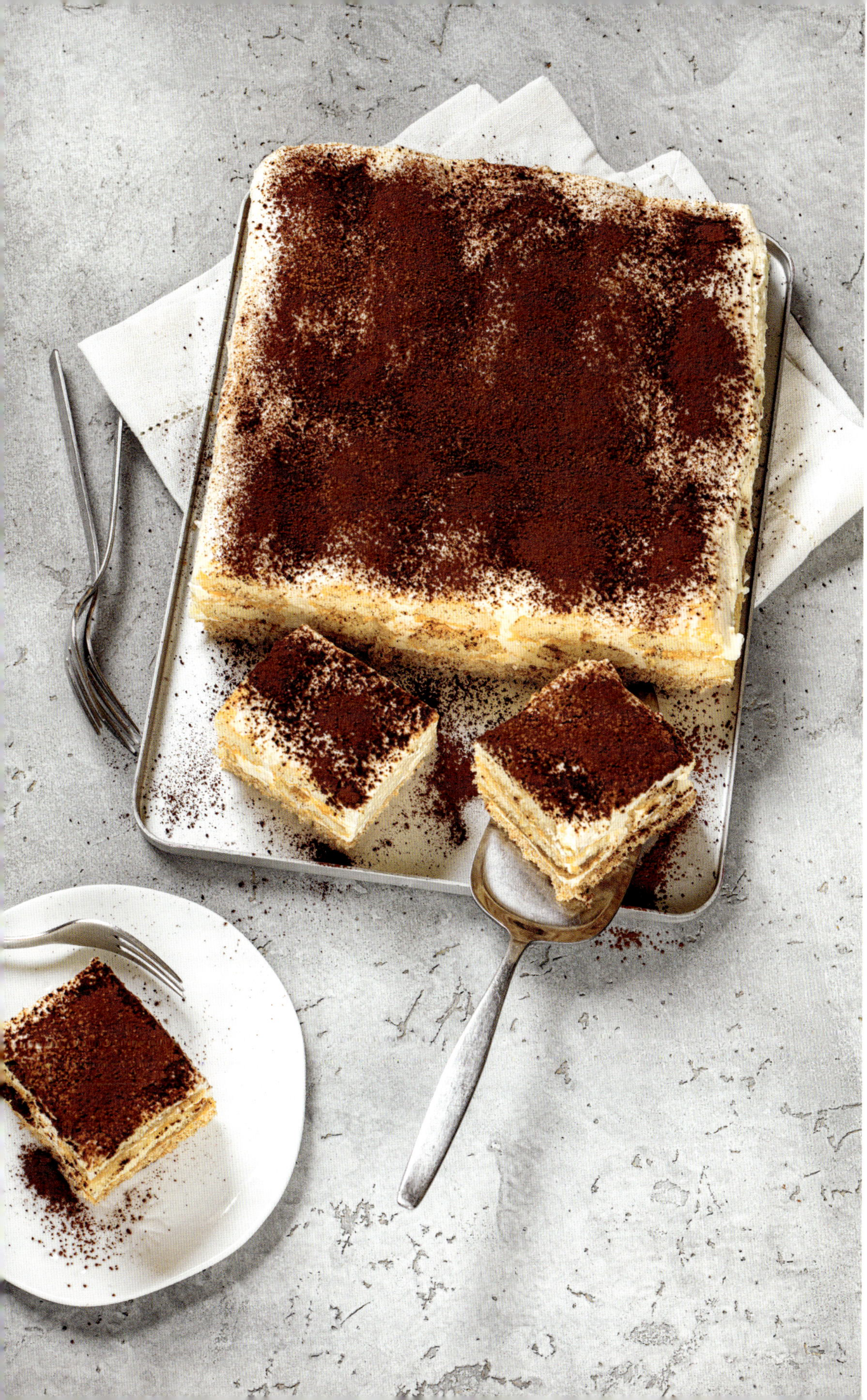

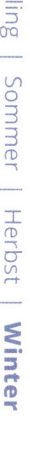

Maroni-Preiselbeer-Torte

ZUTATEN

10 Stücke
(Torte 18 cm Durchmesser)

FÜR DAS BISKUIT:
2 Eier
40 g Staubzucker
1 Päckchen Vanillezucker
1 Prise Salz
40 g Weizenmehl (Type W480)

ZUM FÜLLEN:
150 g Preiselbeeren
100 g Vanillepudding
250 g Maronipüree
50 g Staubzucker
2 Blatt Gelatine
100 g Schlagobers

AUSSERDEM:
Rapsöl zum Einfetten

VIDEO:

Für die Biskuitböden das Backrohr auf 150 °C Ober-/Unterhitze vorheizen. Die Springform gut einfetten. Die Eier trennen. Eidotter, Staubzucker und Vanillezucker mit einem Handmixer bei höchster Stufe verquirlen, bis die Masse schaumig ist.

Eiklar mit Salz in eine zweite Schüssel geben und mit sauberen Quirlstäben zu einem festen Schnee schlagen. Das Mehl mit dem Eischnee abwechselnd unter die schaumige Dottermasse heben.

Den Teig in die Form füllen und 30–40 Minuten goldbraun backen. Herausnehmen, kurz rasten lassen, dann aus der Form lösen. Das Biskuit auf einem Kuchengitter vollständig auskühlen lassen.

Zum Fertigstellen das Biskuit in 3 flache Böden teilen. Den unteren Teil zurück in die Tortenform legen und mit 100 g Preiselbeeren bestreichen. Den zweiten Boden darauflegen.

Kalten Vanillepudding und 200 g Maronipüree glatt verrühren oder mit einem Stabmixer pürieren, Staubzucker hinzugeben und gut verrühren.

Die Gelatine nach Packungsanleitung in kaltem Wasser einweichen. Dann ausdrücken und in einem Topf unter Rühren erwärmen, bis sie flüssig ist.

Einen kleinen Teil der Maronimasse zur Gelatine geben und gut verrühren. Diese Mischung unter die restliche Maronimasse rühren. Den Schlagobers steif schlagen und unterheben.

Zwei Drittel der Creme in die Tortenform auf den Biskuitboden füllen und mit dem dritten Biskuitboden belegen.

Die restliche Creme auf dem obersten Biskuitboden verteilen und die Torte für mindestens 2 Stunden 30 Minuten kalt stellen.

Das restliche Maronipüree durch eine Erdäpfelpresse drücken und damit zusammen mit den restlichen Preiselbeeren die Torte garnieren.

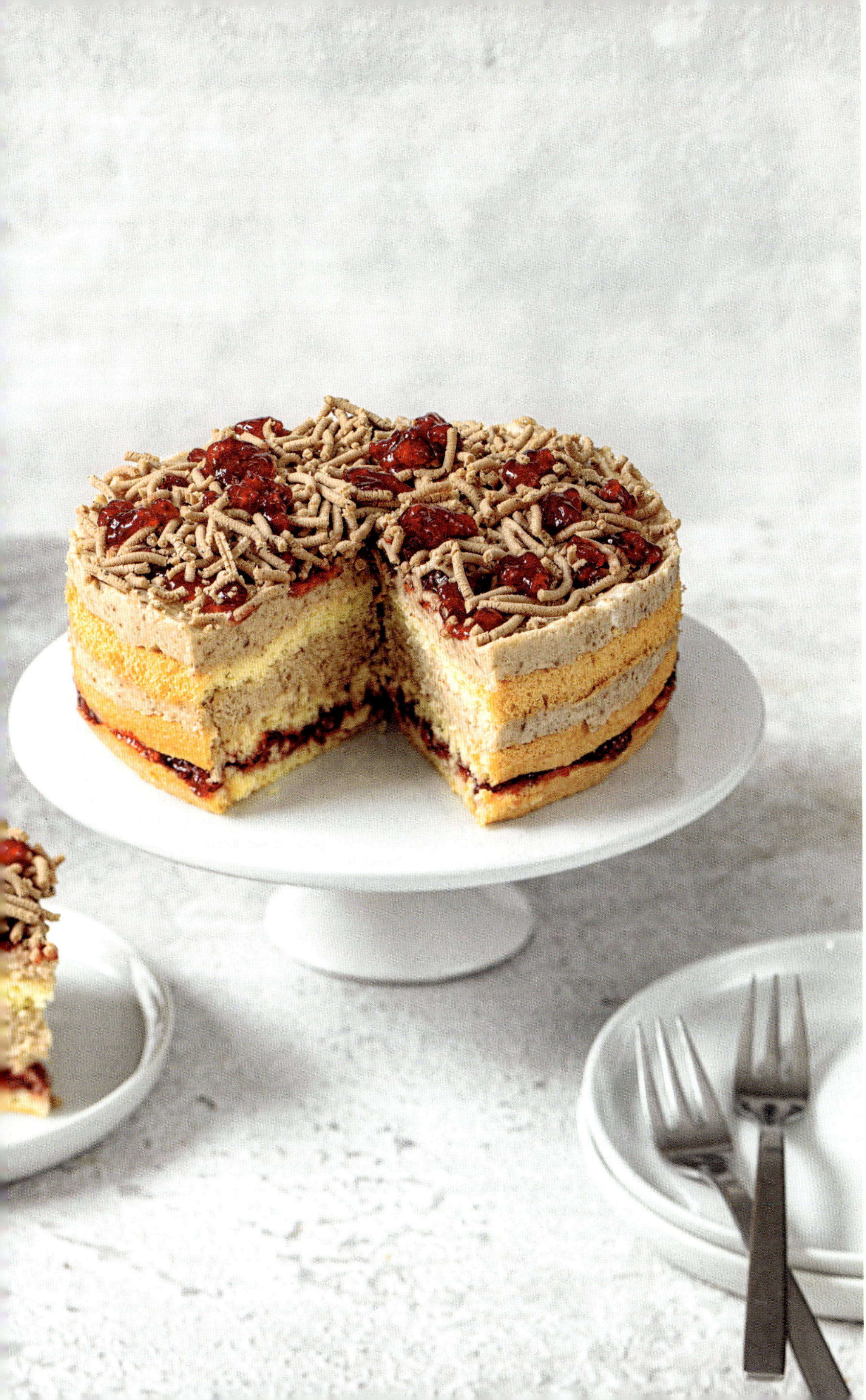

Frühling | Sommer | Herbst | **Winter**

Register

A
Apfel
Apfel-Rettich-Laibchen mit roten Zwiebeln und Hüttenkäse 96
Apfel-Zimt-Schnecken 112
Hirseporridge mit Bratapfel und Zimt 117

B
Bärlauch
Bärlauchcremesuppe 28
Gartenkräuter-Frischkäseknödel mit Bärlauchcreme 44

Birne
Linsen-Birnen-Salat 91
Sellerie-Birnen-Suppe mit zimtigen Nusscroûtons 124
Topfen-Mohn-Pancakes mit gebratenen Birnen 118

Biskotte
Erdbeer-Tiramisu im Glas 48
Topfen-Mokka-Schnitte 142

Bohne
Erdäpfel-Kürbis-Gulasch mit bunten Bohnen 97
Italienischer Nudelsalat 74
Käferbohnenaufstrich 88
Käferbohnensalat mit Käsestreifen und Kernöl 126
Kidneybohnenlaibchen 38
Vegetarisches Chili mit selbst gemachtem Fladenbrot 130

Bolognese mit Grünkern 128
Brandteigkrapferl mit Vanille-Topfencreme 49
Brokkoli: Süßkartoffelauflauf mit Grünkernkruste 98
Bulgursalat 62
Bunt gefüllte Vollkorn-Wraps 40
Buntes Ofengemüse mit Fetakäse und gebratener Hühnerbrust 136

Buttermilch
Buttermilch-Vollkorn-Pancakes mit Erdbeer-Rhabarber-Ragoutn 26
Sommerliche Gemüse-Teigtaschen 60
Sommer-Terrine mit Schaffrischkäse und Ofentomaten 59

C
Champignons
Haferrisotto mit Pilzen 101
Schweinsrückensteak mit Champignonsauce und Kräuterspätzle 133

Chili, vegetarisch, mit selbst gemachtem Fladenbrot 130

Couscous
Melanzani-Couscous-Röllchen auf Tomatenragout 72
Süßkartoffel-Spinat-Curry mit Couscous 100

D
Dinkelflocken: Joghurt mit Knuspermüsli 84

Dinkelreis
Rote-Linsen-Curry mit Dinkelreis 127
Zucchini mit Dinkelreis-Käsefüllung und Joghurt-Kräuter-Dip 66

Dinkelvollkornbrot mit Hafer und Karottenaufstrich 116

E
Eiermuffins auf Pumpernickel 22
Eierschwammerl: Haferrisotto mit Pilzen 101
Eingelegter Kürbis 120
Energiebällchen 110

Erdapfel
Buntes Ofengemüse mit Fetakäse und gebratener Hühnerbrust 136
Erdäpfelknödel 134
Erdäpfel-Kürbis-Gulasch mit bunten Bohnen 97
Erdäpfel-Maronipüree 138
Gebratene Hühnerbrust mit cremigem Kohlrabigemüse und Petersilerdäpfeln 76
Gebratener Saibling mit Mostfenchel und Petersilerdäpfeln 104
Gebratener Wels mit gelben Rüben und Erdäpfel-Kräuter-Püree 36
Gemüse-Erdäpfel-Pfanne 34
Geschmortes Hirschedelragout mit Preiselbeeren und Waldviertler Erdäpfelknödeln 134
Karpfen mit Haselnuss-Kräuterkruste und Erdäpfel-Maronipüree 138
Kichererbseneintopf mit Hühnerfleisch 108
Klare Kraut-Gemüse-Erdäpfelsuppe 123
Maronicremesuppe 90

Erdbeere
Buttermilch-Vollkorn-Pancakes mit Erdbeer-Rhabarber-Ragout 26
Erdbeer-Tiramisu im Glas 48

F
Faschiertes
Lasagne 43

Fenchel
Gebratener Saibling mit Mostfenchel und Petersilerdäpfeln 104

Flammkuchen 68
Flesserl 85

Forelle
Gebratene Forelle mit Zucchini-Schafkäse-Gratin 70
Räucherforellennockerl auf Vogerlsalatbett 30

Frischkäse
Gartenkräuter-Frischkäseknödel mit Bärlauchcreme 44
Sommer-Terrine mit Schaffrischkäse und Ofentomaten 59
Spargelsalat mit Rucola und Frischkäse 32
Frühlingsaufstrich 25

Frühlingszwiebel
Bulgursalat 62
Bunt gefüllte Vollkorn-Wraps 40
Knäckebrot mit Frühlingsaufstrich 25
Pikante Eiermuffins auf Pumpernickel 22
Quinoa-Topfenlaibchen mit Sommersalat 65

Frühstückskuchen mit Himbeeren 54

G
Gartenkräuter-Frischkäseknödel mit Bärlauchcreme 44
Gebratene Forelle mit Zucchini-Schafkäse-Gratin 70
Gebratene Hühnerbrust mit cremigem Kohlrabigemüse und Petersilerdäpfeln 76
Gebratener Saibling mit Mostfenchel und Petersilerdäpfeln 104
Gegrillte Rehmedaillons auf buntem Gemüse 106

Gelbe Rübe
Gebratener Wels mit gelben Rüben und Erdäpfel-Kräuter-Püree 36
Gemüse-Erdäpfel-Pfanne 34
Lasagne 43
Zucchini mit Dinkelreis-Käsefüllung und Joghurt-Kräuter-Dip 66

Gemüse-Erdäpfel-Pfanne 34
Gemüse-Flammkuchen 68
Gemüse-Puten-Pfanne mit Feta 75
Gemüse-Teigtaschen 60
Geschmortes Hirschedelragout mit Preiselbeeren und Waldviertler Erdäpfelknödeln 134

Grünkern
Grünkern-Bolognese 128
Süßkartoffelauflauf mit Grünkernkruste 98

Gurke
Italienischer Nudelsalat 74
Knäckebrot mit Frühlingsaufstrich 25
Schafkäse-Topfen-Aufstrich 58

H
Haferflocken
Dinkelvollkornbrot mit Hafer und Karottenaufstrich 116
Frühstückskuchen mit Himbeeren 54
Haferrisotto mit Pilzen 101
Haferwaffeln mit Zwetschkenröster 86
Herzbrot 52
Joghurt mit Knuspermüsli 84
Topfen-Kirschknödel mit Haferflocken-Vollkornbröseln auf Fruchtspiegel 79
Warmer Haferporridge 24

Hafermilch
Rote-Linsen-Curry mit Dinkelreis 127
Topfen-Mohn-Pancakes mit gebratenen Birnen 118

Haferwaffeln mit Zwetschkenröster 86
Hanfsamenaufstrich 88

Haselnuss
Hirseporridge mit Bratapfel und Zimt 117
Karpfen mit Haselnuss-Kräuterkruste und Erdäpfel-Maronipüree 138
Zucchinikuchen 77

Herzbrot 52

Himbeere
Frühstückskuchen mit Himbeeren 54
Käsekuchen mit Heidel- und Himbeeren 78
Hirschedelragout mit Preiselbeeren und Waldviertler Erdäpfelknödeln 134

Hirse
Hirse-Laibchen mit Joghurt-Kräuter-Dip 37
Hirseporridge mit Bratapfel und Zimt 117
Rote-Rüben-Hirse-Laibchen mit Joghurtdip 132

Hokkaidokürbis
Buntes Ofengemüse mit Fetakäse und gebratener Hühnerbrust 136
Erdäpfel-Kürbis-Gulasch mit bunten Bohnen 97
Käseteller mit eingelegtem Kürbis 120
Buntes Ofengemüse mit Fetakäse und gebratener Hühnerbrust 136
Gebratene Hühnerbrust mit cremigem Kohlrabigemüse und Petersilerdäpfeln 76

I
Italienischer Nudelsalat 74

J
Joghurt mit Knuspermüsli 84
Joghurt-Kräuter-Dip 37

K
Käferbohne
Erdäpfel-Kürbis-Gulasch mit bunten Bohnen 97
Käferbohnenaufstrich 88
Käferbohnensalat mit Käsestreifen und Kernöl 126

Kaiserschote
Linsen-Birnen-Salat 91

Karotte
Buntes Ofengemüse mit Fetakäse und gebratener Hühnerbrust 136
Gegrillte Rehmedaillons auf buntem Gemüse 106
Karottenaufstrich 116
Karottensuppe mit Ingwer 122
Kichererbseneintopf mit Hühnerfleisch 108
Klare Kraut-Gemüse-Erdäpfelsuppe 123

Karpfen mit Haselnuss-Kräuterkruste und Erdäpfel-Maronipüree 138
Käsekuchen mit Heidel- und Himbeeren 78
Käseteller mit eingelegtem Kürbis 120

Kichererbse
Bunt gefüllte Vollkorn-Wraps 40
Karottenaufstrich 116
Kichererbsenbällchen mit Rote-Rüben-Aufstrich 94
Kichererbseneintopf mit Hühnerfleisch 108
Kichererbsenpüree 40
Süßkartoffel-Spinat-Curry mit Couscous 100

Kidneybohne
Erdäpfel-Kürbis-Gulasch mit bunten Bohnen 97
Italienischer Nudelsalat 74
Kidneybohnenlaibchen 38
Vegetarisches Chili mit selbst gemachtem Fladenbrot 130

Kirsch-Topfen-Knödel mit Haferflocken-Vollkornbröseln auf Fruchtspiegel 79
Klare Kraut-Gemüse-Erdäpfelsuppe 123
Knäckebrot mit Frühlingsaufstrich 25
Knuspermüsli 84

Kohlrabi
Gebratene Hühnerbrust mit cremigem Kohlrabigemüse und Petersilerdäpfeln 76
Klare Kraut-Gemüse-Erdäpfelsuppe 123
Kohlrabicremesuppe mit Vollkorncroûtons 29

Kohlsprosse
Gegrillte Rehmedaillons auf buntem Gemüse 106

Kraut, rot
Gegrillte Rehmedaillons auf buntem Gemüse 106

Kraut, weiß
Klare Kraut-Gemüse-Erdäpfelsuppe 123

Kräuterseitling
Haferrisotto mit Pilzen 101

Kren
Rote-Rüben-Hirse-Laibchen mit Joghurtdip 132

Kürbis
Buntes Ofengemüse mit Fetakäse und gebratener Hühnerbrust 136
Erdäpfel-Kürbis-Gulasch mit bunten Bohnen 97
Käseteller mit eingelegtem Kürbis 120
Rote-Linsen-Curry mit Dinkelreis 127

L
Lasagne 43

Linse
Linsen-Birnen-Salat 91
Rote-Linsen-Curry mit Dinkelreis 127
Rote-Linsen-Nudelauflauf 64
Vegetarisches Chili mit selbst gemachtem Fladenbrot 130

M
Mais
Vegetarisches Chili mit selbst gemachtem Fladenbrot 130

Mandel
Energiebällchen 110
Hirseporridge mit Bratapfel und Zimt 117
Joghurt mit Knuspermüsli 84

Mangold-Tomaten-Quiche 102

Marille
Energiebällchen 110
Kichererbseneintopf mit Hühnerfleisch 108

Marinierte Steinpilze 92

Maroni
Karpfen mit Haselnuss-Kräuterkruste und
  Erdäpfel-Maronipüree 138
Maronicremesuppe 90
Maroni-Preiselbeer-Torte 144

Melanzani
Melanzani-Couscous-Röllchen auf Tomatenragout 72
Sommerliche Gemüse-Teigtaschen 60

Mohn
Polenta-Mohnschmarren mit heißen Zimtpflaumen 140
Topfen-Mohn-Pancakes mit gebratenen Birnen 118
Vollkorn-Mohn-Flesserl 85

Mokka
Topfen-Mokka-Schnitte 142

Muffins mit buntem Paprika 56

N
Nudelsalat 74

O
Ofengemüse mit Fetakäse und
  gebratener Hühnerbrust 136
Ofentomaten 59

P
Palatschinken mit Spinat-Hüttenkäse-Füllung 42
Pancakes mit Erdbeer-Rhabarber-Ragout 26
Pancakes mit gebratenen Birnen 118

Paprika
Erdäpfel-Kürbis-Gulasch mit bunten Bohnen 97
Gemüse-Flammkuchen 68
Italienischer Nudelsalat 74
Kichererbseneintopf mit Hühnerfleisch 108
Puten-Gemüse-Pfanne mit Feta 75
Quinoa-Topfenlaibchen mit Sommersalat 65
Rote-Linsen-Nudelauflauf 64
Vegetarisches Chili mit selbst gemachtem Fladenbrot 130
Vollkorntoast-Muffins mit buntem Paprika 56

Paprika, gegrillt
Bunt gefüllte Vollkorn-Wraps 40

Pfirsichsorbet 80

Pflaume
Haferwaffeln mit Zwetschkenröster 86
Polenta-Mohnschmarren mit heißen Zimtpflaumen 140
Topfennockerl auf Zwetschkenragout 109

Pikante Eiermuffins auf Pumpernickel 22

Pilze
Haferrisotto mit Pilzen 101
Marinierte Steinpilze 92

Polenta-Mohnschmarren mit heißen Zimtpflaumen 140
Porridge 117

Preiselbeere
Geschmortes Hirschedelragout mit Preiselbeeren und
  Waldviertler Erdäpfelknödeln 134
Maroni-Preiselbeer-Torte 144

Pudding
Maroni-Preiselbeer-Torte 144
Topfen-Mokka-Schnitte 142
Vollkorn-Brandteigkrapferl mit Vanille-Topfencreme 49

Puten-Gemüse-Pfanne mit Feta 75

Q
Quiche mit Mangold und Tomaten 102
Quinoa-Topfenlaibchen mit Sommersalat 65

R
Radieschen
Gemüse-Erdäpfel-Pfanne 34
Knäckebrot mit Frühlingsaufstrich 25
Räucherforellennockerl auf Vogerlsalatbett 30

Räucherforellennockerl auf Vogerlsalatbett 30
Rehmedaillons auf buntem Gemüse 106
Rettich-Apfel-Laibchen mit roten Zwiebeln und Hüttenkäse 96

Rhabarber
Buttermilch-Vollkorn-Pancakes mit
  Erdbeer-Rhabarber-Ragout 26
Rhabarbersoufflé 46

Rote Rübe
Buntes Ofengemüse mit Fetakäse und
  gebratener Hühnerbrust 136
Kichererbsenbällchen mit Rote-Rüben-Aufstrich 94
Rote-Rüben-Hirse-Laibchen mit Joghurtdip 132

Rote-Rüben-Hirse-Laibchen mit Joghurtdip 132
Rote-Linsen-Curry mit Dinkelreis 127
Rote-Linsen-Nudelauflauf 64
Rote-Rüben-Aufstrich 94

Rotkraut
Gegrillte Rehmedaillons auf buntem Gemüse 106

Rucola
Italienischer Nudelsalat 74
Spargelsalat mit Rucola und Frischkäse 32

Rübe, rot
Buntes Ofengemüse mit Fetakäse und
  gebratener Hühnerbrust 136
Kichererbsenbällchen mit Rote-Rüben-Aufstrich 94
Rote-Rüben-Hirse-Laibchen mit Joghurtdip 132

Rübe, gelb
Gebratener Wels mit gelben Rüben und
  Erdäpfel-Kräuter-Püree 36
Gemüse-Erdäpfel-Pfanne 34
Lasagne 43
Zucchini mit Dinkelreis-Käsefüllung und Joghurt-Kräuter-Dip 66

S
Saibling mit Mostfenchel und Petersilerdäpfeln 104

Salat
Bulgursalat 62
Bunt gefüllte Vollkorn-Wraps 40
Italienischer Nudelsalat 74
Käferbohnensalat mit Käsestreifen und Kernöl 126
Linsen-Birnen-Salat 91
Quinoa-Topfenlaibchen mit Sommersalat 65
Räucherforellennockerl auf Vogerlsalatbett 30
Spargelsalat mit Rucola und Frischkäse 32

Salatgurke
Italienischer Nudelsalat 74
Knäckebrot mit Frühlingsaufstrich 25
Schafkäse-Topfen-Aufstrich 58
Schafsfrischkäse-Terrine mit Ofentomaten 59

Schwarze Bohnen
Schwarzwurzelcremesuppe 122

Schweinsrückensteak mit Champignonsauce und
  Kräuterspätzle 133

Sellerie
Grünkern-Bolognese 128
Lasagne 43
Sellerie-Birnen-Suppe mit zimtigen Nusscroûtons 124

Sommerliche Gemüse-Teigtaschen 60
Sommersalat 65
Sommer-Terrine mit Schaffrischkäse und Ofentomaten 59

Sonnenblumenkerne
Dinkelvollkornbrot mit Hafer und Karottenaufstrich 116
Knäckebrot 25
Melanzani-Couscous-Röllchen auf Tomatenragout 72

Spargel
Gemüse-Erdäpfel-Pfanne 34
Spargelrisotto 33
Spargelsalat mit Rucola und Frischkäse 32

Spinat
Gemüse-Erdäpfel-Pfanne 34
Pikante Eiermuffins auf Pumpernickel 22
Süßkartoffel-Spinat-Curry mit Couscous 100
Überbackene Palatschinken mit
 Spinat-Hüttenkäse-Füllung 42

Steinpilze, mariniert 92

Süßkartoffel
Buntes Ofengemüse mit Fetakäse und
 gebratener Hühnerbrust 136
Süßkartoffelauflauf mit Grünkernkruste 98
Süßkartoffel-Spinat-Curry mit Couscous 100

Suppe
Bärlauchcremesuppe 28
Karottensuppe mit Ingwer 122
Klare Kraut-Gemüse-Erdäpfelsuppe 123
Kohlrabicremesuppe mit Vollkorncroûtons 29
Maronicremesuppe 90
Schwarzwurzelcremesuppe 122
Sellerie-Birnen-Suppe mit zimtigen Nusscroûtons 124

T
Terrine mit Schaffrischkäse und Ofentomaten 59

Tomate
Bulgursalat 62
Gebratene Forelle mit Zucchini-Schafkäse-Gratin 70
Grünkern-Bolognese 128
Kichererbseneintopf mit Hühnerfleisch 108
Mangold-Tomaten-Quiche 102
Marinierte Steinpilze
Melanzani-Couscous-Röllchen auf Tomatenragout 72
Quinoa-Topfenlaibchen mit Sommersalat 65
Rote-Linsen-Nudelauflauf 64
Sommer-Terrine mit Schaffrischkäse und Ofentomaten 59
Süßkartoffelauflauf mit Grünkernkruste 98
Vegetarisches Chili mit selbst gemachtem Fladenbrot 130

Topfen
Erdbeer-Tiramisu im Glas 48
Hanfsamenaufstrich 88
Karpfen mit Haselnuss-Kräuterkruste und
 Erdäpfel-Maronipüree 138
Käsekuchen mit Heidel- und Himbeeren 78
Polenta-Mohnschmarren mit heißen Zimtpflaumen 140
Quinoa-Topfenlaibchen mit Sommersalat 65
Räucherforellennockerl auf Vogerlsalatbett 30
Rhabarbersoufflé 46
Rote-Rüben-Hirse-Laibchen mit Joghurtdip 132
Schafkäse-Topfen-Aufstrich 58
Sommerliche Gemüse-Teigtaschen 60
Sommer-Terrine mit Schaffrischkäse und Ofentomaten 59
Topfen-Kirschknödel mit Haferflocken-Vollkornbröseln
 auf Fruchtspiegel 79
Topfen-Mohn-Pancakes mit gebratenen Birnen 118
Topfen-Mokka-Schnitte 142
Topfennockerl auf Zwetschkenragout 109
Vollkorn-Brandteigkrapferl mit Vanille-Topfencreme 49

U
Überbackene Palatschinken mit
 Spinat-Hüttenkäse-Füllung 42

V
Vegetarisches Chili mit selbst gemachtem Fladenbrot 130

Vogerlsalat
Bunt gefüllte Vollkorn-Wraps 40
Räucherforellennockerl auf Vogerlsalatbett 30

Vollkorn-Brandteigkrapferl mit Vanille-Topfencreme 49
Vollkorn-Mohn-Flesserl 85
Vollkorntoast-Muffins mit buntem Paprika 56
Vollkorn-Wraps 40

W
Waffeln mit Zwetschkenröster 86

Walnüsse
Energiebällchen 110
Frühstückskuchen mit Himbeeren 54
Hirseporridge mit Bratapfel und Zimt 117
Sellerie-Birnen-Suppe mit zimtigen Nusscroûtons 124
Süßkartoffelauflauf mit Grünkernkruste 98

Warmer Haferporridge 24

Weißkraut
Klare Kraut-Gemüse-Erdäpfelsuppe 123

Wels mit gelben Rüben und Erdäpfel-Kräuter-Püree 36

Wrap
Bunt gefüllte Vollkorn-Wraps 40

Z
Zucchini
Gebratene Forelle mit Zucchini-Schafkäse-Gratin 70
Gemüse-Flammkuchen 68
Puten-Gemüse-Pfanne mit Feta 75
Rote-Linsen-Nudelauflauf 64
Sommerliche Gemüse-Teigtaschen 60
Zucchini mit Dinkelreis-Käsefüllung und Joghurt-Kräuter-Dip 66
Zucchinikuchen 77

Zwetschke
Haferwaffeln mit Zwetschkenröster 86
Polenta-Mohnschmarren mit heißen Zimtpflaumen 140
Topfennockerl auf Zwetschkenragout 109

Liebe Leserin, lieber Leser,

hat Ihnen dieses Buch gefallen? Dann freuen wir uns über Ihre Weiterempfehlung! Erzählen Sie Ihren Freundinnen und Freunden davon, Ihrer Buchhandlung oder bewerten Sie es online.

Wollen Sie weitere Informationen zu unserem Programm? Möchten Sie mit dem AutorInnen-Team in Kontakt treten? Wir freuen uns auf Austausch und Anregung unter leserstimme@styriabooks.at

Inspiration, Geschenkideen und gute Geschichten finden Sie auf www.styriabooks.at

Unseren Video-Anleitungen

Für folgende Rezepte gibt es jeweils eine ausführliche Video-Anleitung. Bei dem Rezept finden Sie einen QR-Code, den Sie einfach mit dem Smartphone scannen können. Hier finden Sie außerdem die Links, über die Sie die Videos am Smartphone oder am Computer ebenfalls öffnen können.

Seite 40
Vollkorn-Wrap
https://www.beste-gesundheit.at/Vollkorn-Wraps

Seite 43
Lasagne
https://www.beste-gesundheit.at/Lasagne

Seite 52
Herzbrot
https://www.beste-gesundheit.at/Herzbrot

Seite 60
Gemüsetaschen
https://www.beste-gesundheit.at/Gemuesetaschen

Seite 72
Melanzani-Couscous-Röllchen
https://www.beste-gesundheit.at/Melanzani-Couscous-Roellchen

Seite 77
Zucchinikuchen
https://www.beste-gesundheit.at/Zucchinikuchen

Seite 85
Mohnflesserl
https://www.beste-gesundheit.at/Mohnflesserl

Seite 102
Mangold-Tomaten-Quiche
https://www.beste-gesundheit.at/Mangold-Tomaten-Quiche

Seite 112
Apfel-Zimt-Schnecke
https://www.beste-gesundheit.at/Apfel-Zimt-Schnecken

Seite 116
Vollkornbrot mit Karottenaufstrich
https://www.beste-gesundheit.at/Vollkornbrot-mit-Karottenaufstrich

Seite 118:
Topfen-Mohn-Pancakes
https://www.beste-gesundheit.at/Topfen-Mohn-Pancakes

Seite 130:
Chili mit Fladenbrot
https://www.beste-gesundheit.at/Chili-mit-Fladenbrot

Seite 134:
Hirschedelragout
https://www.beste-gesundheit.at/Hirschedelragout

Seite 144:
Maroni-Preiselbeer-Torte
https://www.beste-gesundheit.at/Maroni-Preiselbeer-Torte

Quellenangaben

Adam, Olaf (2009): Besserung durch Rheuma-Diät, in: Journal für Ernährungsmedizin, Heft 11, S. 14–17

Adam, Olaf (2008): Ernährung bei rheumatischen Erkrankungen, in: Ernährungs-Umschau, Heft 55, S. 734–740

Amboss GmbH (2022): Vitamin-B12-Mangel, https://www.amboss.com/de/wissen/Vitamin-B12-Mangel/ *(zuletzt aufgerufen am 05.10.2022)*

Arbeitsgemeinschaft der Wissenschaftlichen Medizinischen Fachgesellschaften e.V. (AWMF): Prophylaxe, Diagnostik und Therapie der Osteoporose bei postmenopausalen Frauen und bei Männern (2022), in: awmf.org, https://register.awmf.org/assets/guidelines/183-001l_S3_Osteoporose-Prophylaxe-Diagnostik-Therapie_2019-02.pdf *(zuletzt aufgerufen am 04.10.2022)*

Badener KurbetriebsgesmbH (2022): Osteoporose – eine Volkskrankheit, in: badenerhof.at, https://www.badenerhof.at/tipps-detailseite/osteoporose-eine-volkskrankheit *(zuletzt aufgerufen am: 04.10.2022)*

Beste Gesundheit-Partnerbetriebe (2013): Gesunder Genuss, in: Beste Gesundheit-Journal (7. Auflage), S. 2

Beste Gesundheit-Partnerbetriebe (2013): Rat & Tat, in: Beste Gesundheit-Journal (7. Auflage), S. 10

Beste Gesundheit-Partnerbetriebe (2011): Osteoporose – Bewegung beugt vor, in: Beste Gesundheit-Journal (5. Auflage), S. 6

Böttcher, Silke; Laupert-Deick, Claudia: Bewusst essen und wichtige Nährstoffe für den Körper kennen (2022), in: barmer.de, https://www.barmer.de/gesundheit-verstehen/ernaehrungsgesundheit/naehrstoffe-und-bewusstsein-1071048 *(zuletzt aufgerufen am 11.10.2022)*

Bundesministerium für Soziales, Gesundheit, Pflege und Konsumentenschutz (2022): Saisonkalender, in: Gesundheit. GV.AT – Öffentliches Gesundheitsportal Österreichs, https://www.gesundheit.gv.at/leben/ernaehrung/saisonkalender.html *(zuletzt abgerufen am 05.10.2022)*

Bundesministerium für Soziales, Gesundheit, Pflege und Konsumentenschutz (2020): Die österreichische Ernährungspyramide, in: Gesundheit. GV. AT. – Öffentliches Gesundheitsportal Österreich, https://www.gesundheit.gv.at/leben/ernaehrung/info/oesterreichische-ernaehrungspyramide.html *(zuletzt aufgerufen am 13.11.2022)*

Bundesministerium für Soziales, Gesundheit, Pflege und Konsumentenschutz (2020): Diabetes, in: sozialministerium.at, https://www.sozialministerium.at/Themen/Gesundheit/Nicht-uebertragbare-Krankheiten/Diabetes.html *(zuletzt aufgerufen am 29.09.2022)*

Deutsche Gesellschaft für Ernährung, Österreichische Gesellschaft für Ernährung, Schweizerische Gesellschaft für Ernährung (Hrsg.): Vitamin C, Vitamin A, Vitamin E, Zink, Selen. In: Referenzwerte für die Nährstoffzufuhr. Bonn, 2. Auflage, 7. aktualisierte Ausgabe (2021)

Die Umweltberatung (2022): Saisonales aus der Region, in: umweltberatung.at, https://www.umweltberatung.at/themen-essen-regional,-saisonal *(zuletzt aufgerufen am: 20.10.2022)*

Energie- und Umweltagentur des Landes NÖ (2022): Regionalität, Saisonalität & Qualität, in: enu.at, https://www.enu.at/regionalitaet-saisonalitaet-und-qualitat *(zuletzt aufgerufen am 20.10.2022)*

Global 2000 (2012): Regional einkaufen: Was bedeutet regional?, in: global2000.at, https://www.global2000.at/regional-einkaufen *(zuletzt aufgerufen am 30.09.2022)*

Gruber, Marlies: „Genussregeln" im Bild (23.07.2009), in: forum-ernaehrung.at, URL: https://www.forum-ernaehrung.at/artikel/detail/news/detail/News/genussregeln-im-bild *(zuletzt aufgerufen am 11.10.2022)*

Hartl, Thomas: Slow Food: Essen genießen (11.05.2020), in: meinegesundheit.at, https://www.meinegesundheit.at/cdscontent/content_print.xhtml?contentid=10007.688544&print=true *(zuletzt aufgerufen am 11.10.2022)*

Herz-Kreislauf-Zentrum Groß Gerungs (Hg.)(2018): Herzgesund essen: 100 alltagstaugliche Rezepte, Groß Gerungs: Kneipp-Verlag

Hilbert, Anja; Brauhardt, Anne; Munsch, Simone (2017): Ratgeber Übergewicht und Adipositas. Informationen für Betroffene und Angehörige (1. Auflage), S. 55 ff., Göttingen: Hogrefe Verlag GmbH & Co

Hilbert, Anja; Munsch, Simone (2015): Übergewicht und Adipositas (1. Auflage), S. 13 f., Göttingen: Hogrefe Verlage GmbH & Co

Höfler, Elisabeth; Sprengart, Petra (2018): Praktische Diätetik (2. Auflage), S. 511, Stuttgart: Wissenschaftliche Verlagsgesellschaft Stuttgart

Höfler, Elisabeth; Sprengart, Petra (2018): Praktische Diätetik (2. Auflage), S. 603-618, Stuttgart: Wissenschaftliche Verlagsgesellschaft Stuttgart.

Hoffmann, Claudia; Schüder, Aneke; Gula, Jan; Mann, W. Alexander (2012): Effekte eines strukturierten Schulungsprogrammes bei Patienten mit Polyzystischem Ovar-Syndrom (PCOS), in: Ernährungs-Umschau, Heft 59, S. 276–281

Kasper, Heinrich; Burghardt, Walter (2014): Ernährungsmedizin und Diätetik (12. Auflage), S. 428–431, München: Urban & Fischer Verlag

Kasper, Heinrich; Burghardt, Walter (2021): Ernährungsmedizin und Diätetik (13. Auflage), S. 451–453, München: Urban & Fischer Verlag

Krebsverband Baden-Württemberg e.V. (2022): Ernährung bei Krebserkrankungen, in: was-essen-bei-krebs.de, https://www.was-essen-bei-krebs.de/ernaehrungsbroschuere/ *(zuletzt aufgerufen am 13.12.2022)*

Landwirtschaftskammer Niederösterreich (2022): Saisonkalender, in: Landwirtschaft verstehen, https://www.landwirtschaft-verstehen.at/genuss/saisonkalender *(zuletzt abgerufen am 11.10.2022)*

Lutz, Rainer; Sundheim, Diane (2002): Das euthyme Konzept: Genuss zum Wohle der Gesundheit – Psychologische Aspekte gesundheitsfördernder Ernährung, in: Internationaler Arbeitskreis für Kulturforschung des Essens, Mitteilungen, Heft 9, S. 14–24

Michalsen, Andreas (2018): Rheuma und Ernährung – Was kann empfohlen werden?, in: Arthritis + Rheuma, Heft 5, S. 356-362, Georg Thieme Verlag KG

Movement 21 GmbH (2022): Saisonal und regional – aber warum eigentlich?, in: movement21.at, https://www.movement21.at/imindmyfood/rubriken/ernaehrung/saisonal-und-regional-aber-warum-eigentlich *(zuletzt aufgerufen am: 20.10.2022)*

Schweiger, Herbert; Tangl, Elisabeth (2021): Obst und Gemüse Saisonkalender, in: Die Umweltberatung, https://www.umweltberatung.at/download/?id=Saisonkalender-1502-umweltberatung.pdf *(zuletzt abgerufen am 05.10.2022)*

Österreichische Gesellschaft für Hämatologie & Medizinische Onkologie (OeGHO) und Österreichische Krebshilfe (Hrsg.): Österreichischer Krebsreport 2021, in: krebsreport.at, https://www.krebsreport.at/Krebsreport-2021.pdf *(zuletzt aufgerufen am 10.10.2022)*

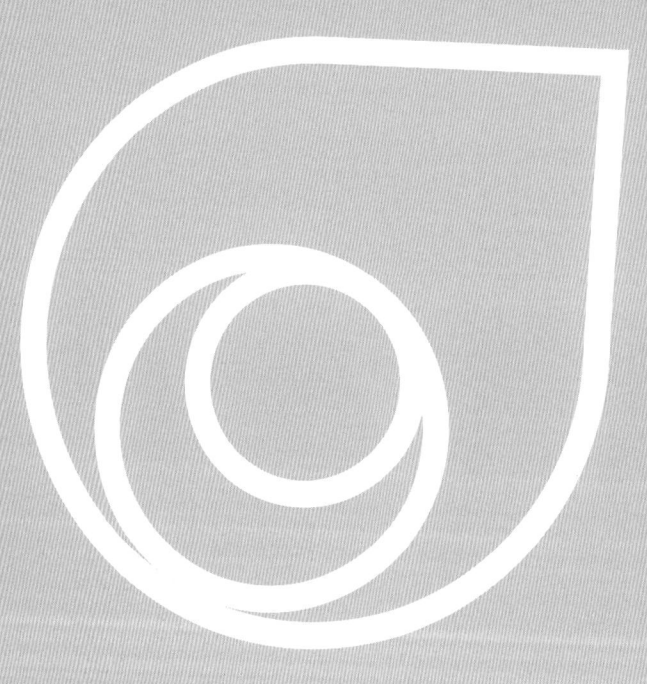

Moorheilbad Harbach

3970 Moorbad Harbach
Tel.: +43 2858 5255-0
info@moorheilbad-harbach.at
www.moorheilbad-harbach.at

Unsere Kompetenz für Ihre Gesundheit

Das Gesundheits- und Rehabilitationszentrum Moorheilbad Harbach ist seit über 40 Jahren auf die Vorbeugung und Behandlung von Beschwerden im Stütz- und Bewegungsapparat spezialisiert. Medizinische und therapeutische Kompetenz sowie moderne Behandlungsmethoden, kombiniert mit dem heilkräftigen Harbacher Hochmoor, bilden die Basis eines erfolgreichen Gesundheitsaufenthalts.

Die Schwerpunkte des Hauses

— Orthopädische Rehabilitation und Sportrehabilitation

In der orthopädischen Rehabilitation werden Patientinnen und Patienten nach Operationen, Verletzungen oder Unfällen sowie bei chronischen Wirbelsäulen- und Gelenksbeschwerden betreut. Die Patientinnen und Patienten sollen so rasch wie möglich weitgehend beschwerdefrei sein und am gewohnten privaten und beruflichen Leben teilnehmen können.

— Gesundheitsvorsorge Aktiv

Beim Programm „Gesundheitsvorsorge Aktiv" steht neben der Behandlung des Grundleidens im Stütz- und Bewegungsapparat die Verbesserung der Lebensstilfaktoren Bewegung, mentale Gesundheit und Ernährung im Mittelpunkt.

— Kur

Bei Kuraufenthalten wird das Harbacher Hochmoor in Kombination mit vielfältigen Behandlungsmethoden zur Linderung der Beschwerden im Stütz- und Bewegungsapparat eingesetzt.

— Multimodale Schmerztherapie

Patientinnen und Patienten mit chronischen Schmerzen werden von einem multiprofessionellen, interdisziplinären ExpertInnen-Team betreut.

— Private Gesundheitsaufenthalte

Der Hotelbereich des Moorheilbades Harbach bietet die idealen Voraussetzungen, um die eigene Gesundheit zu stärken. Durch Pauschalangebote und maßgeschneiderte Therapieprogramme können die Gäste individuell betreut werden.

Gesunder Genuss

Das Moorheilbad Harbach legt großen Wert auf gesunde und ausgewogene Ernährung. Das Küchenteam kreiert täglich aus regionalen, biologischen Produkten des „Ökologischen Kreislaufs Moorbad Harbach" kulinarische Köstlichkeiten.

Auszeichnungen

QMS-REHA®, ISO 9001, Biozertifizierung durch Austria Bio Garantie, Gütesiegel für Betriebliche Gesundheitsförderung

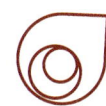

Herz-Kreislauf-Zentrum Groß Gerungs

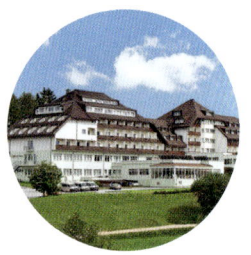

Kreuzberg 310
3920 Groß Gerungs
Tel.: +43 2812 86 81-0
info@herz-kreislauf.at
www.herz-kreislauf.at

Zentrum für kardiale Gesundheit

Von ganzem Herzen „xund"
Das Herz-Kreislauf-Zentrum Groß Gerungs liegt in herrlicher Ruhelage im Waldviertel. Die Naturlandschaft rund ums Haus bietet für Menschen mit Herz-Kreislauf-Erkrankungen die ideale Umgebung, um neue Kraft zu tanken.

Herzliche Betreuung rund um die Uhr
Ein medizinisch hochkompetentes ÄrztInnen-Team sowie diplomierte Gesundheits- und KrankenpflegerInnen sind rund um die Uhr vor Ort und bieten höchste Sicherheit. Das gesamte Team kümmert sich verständnisvoll und herzlich um das Wohl der Gäste und PatientInnen.

Individuelle Therapiepläne
Nach der Erstuntersuchung wird ein individueller Therapieplan erstellt. Wichtige Bausteine sind Bewegung, Ernährung und Entspannung. Gemeinsam wird ein Plan für ein gesundes Leben entwickelt, der auch zu Hause erfolgreich umgesetzt werden kann.

„Xunder" Genuss
PatientInnen und Patienten sowie Gäste erfahren, wie „xund" zubereitetes Essen mit gutem Gewissen zum Erlebnis wird. Regionale und saisonale biologische Produkte aus dem „Ökologischen Kreislauf Moorbad Harbach" bilden die Basis unserer Küche.

Begleitpersonen willkommen
Bei einem gemeinsamen Reha-Aufenthalt lernen beide Partner, wie die Erkrankung zu handhaben ist und welche Verhaltensänderungen notwendig sind, um die Gesundheit zu erhalten. Begleitpersonen können darüber hinaus selbst Therapien nutzen, um für ihre eigene Gesundheit auch etwas Gutes zu tun.

„Xund" und fit mit Herz – Resort
Direkt vor dem Haus können im Xundwärts-Parcours Koordination und Kraft trainiert werden. Beim Nordic Walken, Wandern oder Laufen entlang der Xundwärts-Routen wird der Kreislauf in Schwung gebracht. Die idyllischen Mental-Stationen laden zum Entspannen ein und am Naturlehrpfad wird das Wesen des Waldviertels nähergebracht. Das Herz-Kreislauf-Zentrum Groß Gerungs ist Vertragspartner der österreichischen Sozialversicherungen.

Auszeichnungen
QMS-REHA®, Biozertifizierung durch Austria Bio Garantie, Gütesiegel für Betriebliche Gesundheitsförderung, Zertifizierte tabakfreie Gesundheitseinrichtung

Gesundheitsresort Königsberg Bad Schönau

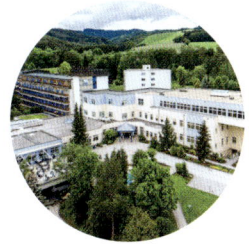

Am Kurpark 1
2853 Bad Schönau
Tel.: +43 2646 8251-0
info@gkbs.at
www.gkbs.at

Ihre Gesundheit in besten Händen

Im südlichen Niederösterreich inmitten der wunderschönen Hügellandschaft der Buckligen Welt liegt das Gesundheitsresort Königsberg Bad Schönau. Das Traditionshaus kombiniert beste medizinische Kompetenz mit einer ausgezeichneten Kulinarik auf Haubenniveau und einem angenehmen Hotelambiente.

Ein ganzheitliches Konzept – Körper, Geist und Seele

Das Gesundheitsresort Königsberg begleitet seine Gäste auf dem Weg zu einer nachhaltigen Gesundheit – dabei werden verschiedene Gesundheitsaufenthalte angeboten:

— Gesundheitsvorsorge Aktiv (GVA)
— Erkrankungen des Bewegungsapparates
— Gefäßerkrankungen und Durchblutungsstörungen
— Verbesserung der psychosozialen Gesundheit: psychosoziale Rehabilitation und Prävention
— individuelle private Gesundheitsaufenthalte

Im Rahmen der Spezialisierungen bietet das Gesundheitsresort einen vielseitigen Gesundheitsaufenthalt mit einem weitreichenden therapeutischen und diagnostischen Angebot.

Die Kohlensäure – Das natürliche und prickelnde Heilmittel

In Bad Schönau entströmt ein mit wertvoller Kohlensäure angereichertes Heilwasser aus mehreren Heilquellen, das österreichweit eine einzigartige Konzentration aufweist. Dieses kostbare Heilmittel steigert nachhaltig die Durchblutung der Gefäße, wirkt gefäßerweiternd und kann die Neubildung von Blutgefäßen anregen.

Gesunde Kulinarik auf Haubenniveau

Neben der medizinischen Kompetenz kann das Gesundheitsresort Königsberg auch mehrere Auszeichnungen im Bereich der Kulinarik aufweisen (Grüne Haube/Gault-Millau-Haube). Das Resort ist darauf bedacht, vorwiegend regionale und biologische Produkte zu verwenden.

Profitieren Sie von über 40 Jahren Erfahrung im Gesundheitsresort und genießen Sie Gesundheit, Kulinarik und Wohlfühlambiente auf höchstem Niveau!

Auszeichnungen

QMS-REHA®, ISO 9001, Biozertifizierung durch Austria Bio Garantie, Gault Millau, Gütesiegel für Betriebliche Gesundheitsförderung, Grüne Haube

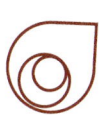

Gesundheits- und Kurhotel Badener Hof

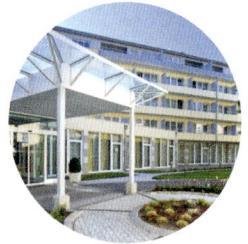

Pelzgasse 30
2500 Baden
Tel. +43 2252 48580
info@badenerhof.at
www.badenerhof.at

Wir schaffen ein neues Lebensgefühl

Das Gesundheits- und Kurhotel Badener Hof liegt im Herzen von Baden bei Wien – seit 2021 UNESCO-Weltkulturerbe. Es gilt als erste Adresse in Sachen Gesundheit und überzeugt mit hoher Qualität und medizinischer Kompetenz.

Der Schwerpunkt liegt auf der Stärkung des Stütz- und Bewegungsapparates sowie auf der Behandlung von rheumatischen Erkrankungen. Dazu werden verschiedene Gesundheitsaufenthalte angeboten:
— Gesundheitsvorsorge Aktiv: nachhaltige Verbesserung des Lebensstils und der Lebensqualität
— Kuraufenthalte: Zur Linderung von Beschwerden am Bewegungs- und Stützapparat werden verschiedenste Therapien eingesetzt.
— Wiederherstellungsprogramme nach orthopädischen Operationen
— individuell abgestimmter privater Gesundheitsurlaub für mehr Energie und Lebenslust

Das natürliche Heilmittel – der Badener Schwefel – spielt bei den vielfältigen Therapien eine zentrale Rolle.

Neuartige Therapieformen

Der Badener Hof setzt mit seinen Therapieangeboten auf Tradition & Moderne. Es werden nicht nur klassische Therapien wie Bäder, Massagen oder Gymnastik angeboten – große Aufmerksamkeit wird auch der mentalen Gesundheit, diversen Workshops, BIA-Körperanalysen und Biofeedback-Analysen geschenkt.

Unser Plus für Ihre Gesundheit

Neben der ganzheitlichen medizinischen Betreuung bietet der Badener Hof auch weitere komplementärmedizinische Therapieformen an – die „Gesundheitsleistungen Plus". Dabei soll geholfen werden, die Lebensqualität zu verbessern und zu mehr beschwerdefreien Lebensjahren beizutragen. Neben Akupunktur, Schmerztherapie, Behandlungen gegen Osteoporose und Rheuma wird auch ein Schwerpunkt auf die Raucherentwöhnung und auf Stressreduktion gelegt.

Aller guten Dinge sind drei

Das Gesundheits- und Kurhotel Badener Hof, die Römertherme und das Badener Kurzentrum vereinen medizinische Kompetenz, Therapie und Wohlfühlambiente unter einem Dach. Dabei bietet auch das Badener Kurzentrum als ambulantes Wirbelsäulenkompetenzzentrum zukunftsweisende Therapien an. Hier werden zudem das DAVID-Wirbelsäulenkonzept, die Stoßwellentherapie und der Spineliner für Vorsorge und Behandlung von Wirbelsäulenproblemen eingesetzt. Die Römertherme ist durch einen direkten Verbindungsgang erreichbar. Auf rund 900 m² Wasserfläche können Gäste ihre Seele baumeln lassen. Neben der großen Auswahl an verschiedenen Becken gibt es auch hier die Möglichkeit, im altbekannten „Schwefelwandl", das „Gelbe Gold" zu nutzen.

Auszeichnungen
QMS Reha®, ISO 9001, Biozertifizierung durch Austria Bio Garantie, Wienerwald Qualitätspartner

Lebens.Resort Ottenschlag

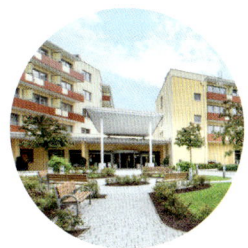

Xundheitsstraße 1
3631 Ottenschlag
Tel.: +43 2872 20 0 20
info@lebensresort.at
www.lebensresort.at

Gesund im Gleichgewicht

Im Lebens.Resort Ottenschlag werden drei Schwerpunkte vereint: die „Gesundheitsvorsorge Aktiv", die Rehabilitation bei psychischen Erkrankungen sowie die Stoffwechsel-Rehabilitation. Professionelle medizinische Betreuung in Kombination mit dem Erholungswert des Waldviertels machen das Gesundheitszentrum zum richtigen Ort für alle, die länger gesund bleiben oder wieder gesund werden wollen.

Die Schwerpunkte des Hauses

— Rehabilitation bei psychischen Erkrankungen
Im Rehabilitationsbereich für psychosoziale Gesundheit finden Menschen, deren Alltag von einer Depression, Ängsten oder Panikattacken bestimmt wird oder die an Burn-out bzw. einer Belastungsstörung leiden, optimale kompetente Betreuung und Hilfe. Ein interdisziplinäres Team unterstützt die Patientinnen und Patienten, den Weg zurück in ein ausgeglicheneres Leben zu finden.

— Stoffwechsel-Rehabilitation
Eine Änderung des Lebensstils und die Vermittlung von persönlichen Zielen spielen bei der Behandlung von Diabetes mellitus oder Fettstoffwechselerkrankungen eine wichtige Rolle. Das Ziel ist, die Lebensqualität zu verbessern und die weitgehend uneingeschränkte Teilhabe am beruflichen und privaten Leben zu ermöglichen.

— Gesundheitsvorsorge Aktiv
Neben der Behandlung von beginnenden Beschwerden im Stütz- und Bewegungsapparat steht bei „Gesundheitsvorsorge Aktiv" die nachhaltige Verbesserung des Lebensstils und der Lebensqualität im Mittelpunkt. Ziel ist, möglichst lange gesund zu bleiben.

— Private Gesundheitsaufenthalte
Auch private Gesundheitsaufenthalte, um die persönliche Lebensqualität zu verbessern, werden im Lebens.Resort Ottenschlag angeboten.

Gesunde Ernährung

Im Lebens.Resort Ottenschlag wird großer Wert auf gesunde und ausgewogene Ernährung gelegt. Die Küche bereitet aus den regionalen, biologischen Produkten des „Ökologischen Kreislaufs Moorbad Harbach" vielfältige kulinarische Köstlichkeiten zu.

Auszeichnungen
QMS-Reha®, ISO 9001, Biozertifizierung durch Austria Bio Garantie, Gütesiegel für Betriebliche Gesundheitsförderung

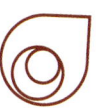

Lebens.Med Zentrum Bad Erlach

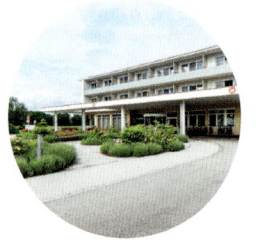

Beste-Gesundheit Platz 1
2822 Bad Erlach
Tel.: +43 2627 813 00
info@lebensmed-baderlach.at
www.lebensmed-baderlach.at

Kraft tanken für neue Lebensqualität

Das Lebens.Med Zentrum Bad Erlach im südlichen Niederösterreich ist das erste und einzige stationäre Rehabilitationszentrum für Krebspatientinnen und -patienten in Niederösterreich. In einem weiteren Teil des Gebäudes ist die Lebens.Med Klinik angesiedelt, in der Patientinnen und Patienten aus dem Landesklinikum Wiener Neustadt und der Thermenregion betreut werden.

Onkologische Rehabilitation

Die onkologische Rehabilitation ist Teil eines modernen Behandlungskonzeptes von Krebserkrankungen. Im Anschluss oder während einer onkologischen Therapie (Operation, Strahlentherapie, Chemotherapie usw.) setzt das Konzept im Lebens.Med Zentrum Bad Erlach gleichermaßen auf die körperliche, psychische und soziale Rehabilitation, um im Rahmen eines dreiwöchigen Aufenthaltes den allgemeinen Gesundheitszustand zu verbessern und die Nebenwirkungen, die durch die Erkrankung und ihre Behandlung entstanden sind, zu lindern.

Therapien in der onkologischen Rehabilitation

Da Betroffene individuell und unterschiedlich auf die Herausforderungen einer Krebserkrankung reagieren, wird von den Ärztinnen und Ärzten ein personalisiertes und auf die jeweiligen Bedürfnisse abgestimmtes Therapieprogramm erstellt. Zur Unterstützung der Aktivität und Leistungsfähigkeit kommen Therapien aus den Bereichen medizinische Trainingstherapie, Physiotherapie, Klinische und Gesundheitspsychologie, Diätologie, Ergotherapie und Sozialarbeit zum Einsatz.

Lebens.Med Klinik

In der Lebens.Med Klinik werden auf zwei interdisziplinären Bettenstationen Patientinnen und Patienten der Landesgesundheitsagentur NÖ aus dem Landesklinikum Wiener Neustadt und der Thermenregion betreut. Im Landesklinikum eingeleitete Therapien werden durch ein interdisziplinäres Team fortgeführt. Die Patientinnen und Patienten erwartet eine auf ihre Bedürfnisse angepasste, medizinische und pflegerische Versorgung.

Der Mensch im Mittelpunkt

Im Lebens.Med Zentrum Bad Erlach steht der Mensch mit seinen Bedürfnissen im Mittelpunkt. Die medizinische, pflegerische und therapeutische Dienstleistung auf höchstem Niveau bietet die optimalen Rahmenbedingungen zur Verbesserung des körperlichen, psychischen und sozialen Wohlbefindens.

Auszeichnungen

QMS-Reha®, ISO 9001

Lebens.Med Zentrum St. Pölten

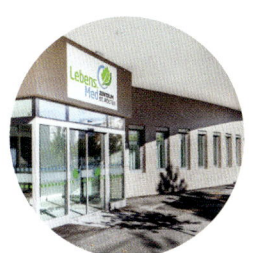

Kremser Landstraße 19
3100 St. Pölten
Tel.: +43 2742 31 400
info@lebensmed-sanktpoelten.at
www.lebensmed-sanktpoelten.at

— Neurologie (Erkrankungen des Nervensystems)
— Pulmologie (Erkrankungen der Atmungsorgane)
— Onkologie (Krebserkrankungen)

Zielgruppen der ambulanten Reha

Das Rehabilitationsprogramm richtet sich an Menschen, für die es aufgrund familiärer oder beruflicher Verpflichtungen nicht oder nur schwer möglich ist, einen mehrwöchigen, stationären Aufenthalt in Anspruch zu nehmen (= Rehabilitation Phase 2). Zudem besteht die Möglichkeit nach einer stationären oder ambulanten Rehabilitation der Phase 2 den Rehabilitationserfolg im Rahmen einer Rehabilitation der Phase 3 zu vervollständigen und nachhaltig zu stabilisieren.

Ziele der ambulanten Rehabilitation

Die ambulante Rehabilitation ermöglicht eine wohnortnahe Behandlung, bei der das Umfeld (Familie, Arbeitsplatz, alltägliche Belastungen) miteinbezogen werden kann. Ziel der Rehabilitation ist die körperliche, psychische und soziale Wiedereingliederung der Patientinnen und Patienten. Wichtig ist dabei auch, die größtmögliche Selbstständigkeit in sämtlichen Lebensbereichen (wieder) zu ermöglichen.

Auszeichnungen
QMS-Reha®, ISO 9001

Mitten im Leben

Im Herzen Niederösterreichs bietet das Lebens.Med Zentrum St. Pölten ambulante Rehabilitation in sieben unterschiedlichen Bereichen. Das vielseitige Behandlungsprogramm wird individuell auf die Patientinnen und Patienten abgestimmt. Ein interdisziplinäres Team sorgt für das Erreichen des optimalen Therapieerfolgs.

Ambulante Reha in sieben Indikationen

Im Lebens.Med Zentrum St. Pölten werden Rehabilitationspatientinnen und -patienten betreut, die an Folgen von Krankheiten, Verletzungen oder Operationen aus nachstehenden Fachbereichen leiden:
— Orthopädie (Erkrankung des Bewegungs- und Stützapparates)
— Kardiologie (Erkrankungen des Herz-Kreislauf-Systems)
— Psychiatrie (Erkrankungen der psychosozialen Gesundheit)
— Stoffwechsel (Erkrankungen des Stoffwechsels und des Verdauungsapparates)

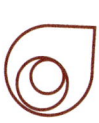

...weil Gesundheit das Wertvollste ist.

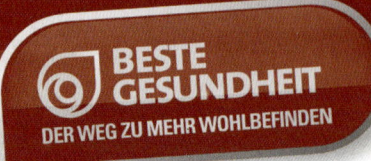
BESTE GESUNDHEIT
DER WEG ZU MEHR WOHLBEFINDEN

Ihr Partner
für Gesundheitsvorsorge, Rehabilitation und Kur

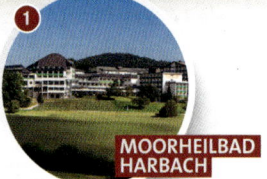

❶ MOORHEILBAD HARBACH
- (Sport-)Orthopädische Rehabilitation
- Gesundheitsvorsorge Aktiv
- Kur bei Erkrankungen des Bewegungs- und Stützapparates
- Schmerztherapie
- Private Gesundheitsaufenthalte

❷ HERZ-KREISLAUF-ZENTRUM GROSS GERUNGS
- Rehabilitation bei Erkrankungen des Herz-Kreislauf-Systems
- Rehabilitation bei Gefäßerkrankungen und Durchblutungsstörungen
- Private Gesundheitsaufenthalte

❼ GESUNDHEITSRESORT KÖNIGSBERG BAD SCHÖNAU
- Gesundheitsvorsorge Aktiv
- Kur bei Erkrankungen des Bewegungs- und Stützapparates
- Kur bei Gefäßerkrankungen und Durchblutungsstörungen
- Rehabilitation der psychosoziale Gesundheit
- Private Gesundheitsaufenthalte

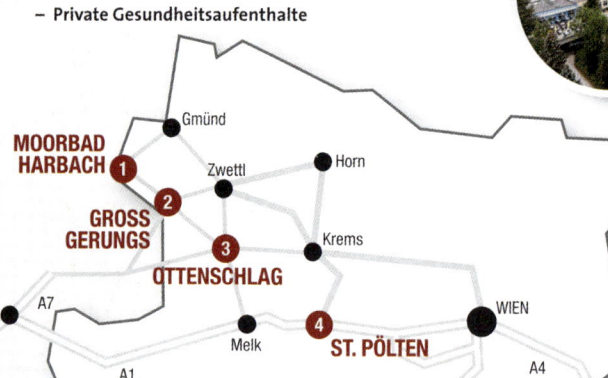

❸ LEBENS.RESORT OTTENSCHLAG
- Rehabilitation der psychosozialen Gesundheit
- Stoffwechsel-Rehabilitation
- Gesundheitsvorsorge Aktiv
- Private Gesundheitsaufenthalte

❹ AMBULANT LEBENS.MED ZENTRUM ST. PÖLTEN
- Orthopädische Rehabilitation
- Kardiologische Rehabilitation
- Psychiatrische Rehabilitation
- Stoffwechsel-Rehabilitation
- Onkologische Rehabilitation
- Pulmologische Rehabilitation
- Neurologische Rehabilitation

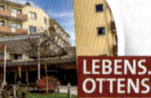
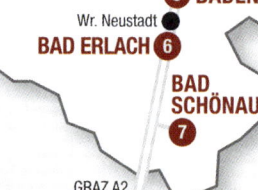

❺ GESUNDHEITS- UND KURHOTEL BADENER HOF
- Gesundheitsvorsorge Aktiv
- Kur bei Erkrankungen des Bewegungs- und Stützapparates
- Wiederherstellung nach orthopädischen Operationen (Hüfte, Knie, Schulter, Wirbelsäule)
- (Sport-)Orthopädische Rehabilitation
- Private Gesundheitsaufenthalte

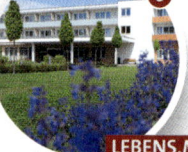

❻ LEBENS.MED ZENTRUM BAD ERLACH
- Onkologische Rehabilitation
- Lebens.Med Klinik

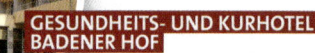

BESTE GESUNDHEIT ist eine langjährige Partnerschaft führender Gesundheitsbetriebe in NÖ. Alle Betriebe sind Vertragspartner der österreichischen Sozialversicherungen.

www.beste-gesundheit.at